JN291728

呼吸器疾患の心身医療

東邦大学名誉教授
監修：筒井　末春

編　集

新潟大学医学部助教授　　新潟青陵大学助教授
村松　芳幸　　村松公美子

株式会社 新興医学出版社

著　者

村松　芳幸　新潟大学医学部保健学科助教授
村松公美子　新潟青陵大学看護福祉心理学部助教授
真島　一郎　新潟大学医学部大学院医歯学総合研究科内部環境医学
吉嶺　文俊　新潟県立六日町病院内科部長（現　新潟県立津川病院内科部長）

序　文

　このたび村松芳幸・公美子両先生を中心として新潟大学で心身医療を実施している心療内科医による「呼吸器疾患の心身医療」が出版される運びとなった。村松芳幸・公美子両先生は小生が現役の頃，東邦大学心療内科に他大学卒業後，いちはやく入局され，心身医学の臨床に研鑽を積んだ方々である。

　その後，両先生は新潟大学へ移り，櫻井教授の御指導のもとに心身医学の道を邁進され，内科領域のうち呼吸器系心身症をターゲットにして新しい道を開拓された。

　今回，両先生の他に真島先生や吉嶺先生も加えて，内容に厚味のある心身医学の実践に役立つ出版物が上梓されたわけである。

　内科領域においては消化器，循環器と並んで呼吸器系の疾患も極めてポピュラーといえ，そのなかに心身医学的とり扱いの必要な症例も決して少なくない。

　本書では呼吸器系心身症としてよく知られている気管支喘息，過換気症候群，vocal cord dysfunction，慢性閉塞性肺疾患および慢性呼吸不全がとりあげられている。

　内科領域でみられやすい気管支喘息や慢性呼吸不全の項では，症例が提示されていて，その具体的な治療法についてもわかりやすく解説されていて，呼吸器をあつかう一般臨床医にとっても実践に役立つ内容が盛られている。

　また過換気症候群については変幻自在な臨床像を包括した立場から，また不安と呼吸の関連を再考するうえからも，最近の知見が文献的によく整理され問題点がクローズアップされている。

　vocal cord dysfunctionも気管支喘息に類似した病態を示すケースとして難治化することが少なくなく，そのとり扱いには難渋する場合がみられるが，治療法についても身体化障害の経過中に本症の発作を繰り返した症例を提示するなかで，適切な対処法がまとめられている。

　臨床医学の中で心身医学は今後ますますその必要性が増すことが予想され，本書がその実践書の一つとして，また医学教育のなかでも心身医学の参考書として活用されることを願って止まない。

　　2002年7月

　　　　　　　　　　　　　　　　　　　　　　　　　　　筒井　末春

目 次

第1章　気管支喘息 …………………………………………… 1
I．気管支喘息の診断と治療　－呼吸器病学，アレルギー学的立場から－
………………………………………………………（真島　一郎）… 1
　1．定　義……………………………………………………………… 1
　2．診　断……………………………………………………………… 1
　3．治　療……………………………………………………………… 1
II．気管支喘息の心身医学的診断 ………………（真島　一郎）… 2
　1．心身医学における喘息…………………………………………… 2
　　1）心因性喘息の疫学…………………………………………… 3
　　2）心因の関与…………………………………………………… 3
　　　a）ステロイド依存性喘息患者における心理的因子の関与……… 4
　　　b）near-fatal asthma の心理的特徴 ……………………… 4
　2．一般外来における心身医学的診断……………………………… 5
　　1）心身症としての気管支喘息………………………………… 5
　　2）心理社会的因子を引き出すためのポイントと対応……… 5
　　　a）主訴について……………………………………………… 6
　　　b）その他の訴えについて…………………………………… 6
　　　c）医療機関の受診歴………………………………………… 6
　　　d）生活上の変化について…………………………………… 6
　3．一般外来・専門外来における気管支喘息の心身医学的診断………… 7
　　1）心理テスト…………………………………………………… 8
　　　a）Comprehensive Asthma Inventory (CAI) …………… 9
　　　b）不安抑うつ尺度…………………………………………… 9
　　　c）コーピング………………………………………………… 9
　　　d）SSAS ……………………………………………………… 9
　　2）生理学的検査………………………………………………… 11
　　　a）自律神経機能……………………………………………… 11

b）呼吸抵抗……………………………………………………………… 11
III．気管支喘息の心身医学的治療………………………………………………… 12
　1．一般外来での心身医療………………………………………（真島　一郎）… 12
　　1）心理的アプローチ……………………………………………………… 12
　　2）一般心理療法…………………………………………………………… 13
　2．薬物療法………………………………………………………………… 13
　　1）抗不安薬……………………………………………（真島　一郎）… 13
　　2）抗うつ薬……………………………………………（真島　一郎）… 14
　　3）漢方薬………………………………………………（吉嶺　文俊）… 14
　　症例呈示，症例1，症例2………………………………（真島　一郎）… 15
　3．専門外来での心身医療………………………………………（真島　一郎）… 18
　　1）バイオフィードバック療法…………………………………………… 18
　　　a）バイオフィードバック療法の歴史…………………………………… 18
　　　b）オペラント条件付け理論……………………………………………… 18
　　　c）バイオフィードバック療法の概要…………………………………… 19
　　　d）気管支喘息に対する呼吸抵抗バイオフィードバック療法………… 20
　　症例呈示，症例3………………………………………（真島　一郎）… 20
　　2）自律訓練法…………………………………………（村松　芳幸）… 22
　　3）行動療法……………………………………………（真島　一郎）… 23
　　4）交流分析法…………………………………………（村松　芳幸）… 23
　　　a）交流分析の実施法……………………………………………………… 24
　　　b）交流分析の利点と限界………………………………………………… 28
　　症例呈示，症例4………………………………………（村松　芳幸）… 28
　4．生活指導………………………………………………………（吉嶺　文俊）… 32
　　1）患者と医師のパートナーシップ……………………………………… 32
　　2）ピークフローモニタリング…………………………………………… 32
　　3）吸入手技指導…………………………………………………………… 34
IV．喘息患者のQOL ………………………………………………（真島　一郎）… 35
　1．QOLの概念と背景 ……………………………………………………… 35
　2．QOLと症状や社会生活 ………………………………………………… 36

3．QOL と心理的因子 ………………………………………… 37
　　4．身体的因子と満足度（満足感）…………………………… 40
　　5．QOL と心身医学的治療 …………………………………… 41

第2章　Hyperventilation Syndrome：HVS（過換気症候群）の最近の知見 ……………………………（村松公美子）… 46
Ⅰ．HVS は，Chimera（架空の怪物）か？ ………………………… 46
　　1．HVS の診断基準を確立することは，困難である。 ……… 46
　　2．HVPT の specificity と validity の問題について ………… 47
　　　a．HVPT の specificity は，低い。 …………………………… 47
　　　b．HVPT の double-blind placebo-controlled study と HVS の validity …………………………………………………… 48
　　3．HVS（過換気症候群）という用語は，もはや適切でない。 ……… 48
　　4．HVS の概念と用語の問題について ……………………… 49
　　5．Hyperventilation とパニック発作 ………………………… 50
　　　a．パニック障害の misinterpretation, misattribution 説 …… 51
　　　b．パニック発作には，必ずしも hyperventilation は，必要でない？
　　　　　………………………………………………………………… 51
　　　c．パニック発作時には，必ずしも低 CO_2 血症は，認められるわけでない？ ……………………………………………………… 52
　　6．総括と展望………………………………………………………… 52
　　　a．今後の研究の対象と方法について ……………………… 52
　　　b．acute/subacute hyperventilation モデル ………………… 52
　　　c．hyperventilation を呈する患者への段階的アプローチ … 54
　　　d．HVS と hyperventilation の今後 ………………………… 54

第3章　Vocal cord dysfunction（VCD）…………（村松公美子）… 58
Ⅰ．症例…………………………………………………………………… 58
Ⅱ．VCD の最近の知見 ………………………………………………… 64
　　1．VCD とは ……………………………………………………… 64

2．VCD の頻度 …………………………………………… 64
　　3．VCD と気管支喘息 …………………………………… 64
　　4．VCD の病因 …………………………………………… 65
　　5．VCD の臨床的特徴 …………………………………… 65
　　6．VCD の診断 …………………………………………… 66
　　7．VCD の鑑別診断 ……………………………………… 68
　　　a．気管支喘息の wheeze との鑑別 ………………… 68
　　　b．VCD の原因となる器質的疾患 …………………… 68
　　　c．VCD と gastoresophageal reflux disease（GERD） ………… 68
　　8．VCD の治療 …………………………………………… 69

第4章　慢性閉塞性肺疾患 ……………………………（村松　芳幸）… 75
Ⅰ．慢性閉塞性肺疾患（呼吸器病学的立場から）………………… 75
　　1．慢性閉塞性肺疾患の定義 ……………………………… 75
　　2．診断 ……………………………………………………… 75
　　3．治療と管理 ……………………………………………… 76
Ⅱ．慢性閉塞性肺疾患患者に対する心身医療 ……………………… 76
　　1．感染とストレス ………………………………………… 77
　　2．喫煙の COPD に対する影響 ………………………… 77
　　　（1）喫煙における精神依存と身体依存について ……… 78
　　　（2）ニコチン依存の成立要因 ………………………… 78
　　　（3）ニコチン依存の形成過程 ………………………… 78
　　　（4）喫煙者の心理的問題について …………………… 79
　　　（5）治療 ………………………………………………… 79
　　3．患者教育や抑うつなどの心理・社会的問題点 ……… 80
Ⅲ．慢性閉塞性肺疾患の Quality of Life（QOL）………………… 80

第5章　慢性呼吸不全 ……………………………………………… 82
Ⅰ．慢性呼吸不全（呼吸器病学的立場から）………………（村松　芳幸）… 82
　　1．慢性呼吸不全の定義 …………………………………… 82

2．慢性呼吸不全の呼吸器病学的診断……………………………… 83
　　1）臨床症状……………………………………………………… 83
　　2）理学的所見…………………………………………………… 83
　　3）検査…………………………………………………………… 84
3．慢性呼吸不全の呼吸器病学的治療……………………………… 84
II．慢性呼吸不全患者に対する心身医療………………………………… 84
　1．慢性呼吸不全患者の心理・社会的な側面について…(村松　芳幸)… 85
　　1）臨床症状および問題点……………………………………… 85
　　　a）CMI による自覚症状について　…………………………… 85
　　　b）咳嗽と心理状態……………………………………………… 85
　　2）抑うつ状態と不安について………………………………… 86
　　3）Alexithymia（失感情症）について ………………………… 86
　　4）その他の心理的問題について……………………………… 87
　　5）自我状態について…………………………………………… 87
　　6）呼吸不全患者のバウムテスト（投影法）による心理評価………… 87
　　7）臨床検査成績と心理的因子の関連性……………………… 88
　　8）社会的問題について………………………………………… 88
　2．心身医学的診断………………………………………(村松　芳幸)… 89
　　1）医療面接：患者への接し方………………………………… 90
　　2）心理テスト…………………………………………………… 91
　　　a）抑うつと不安の評価………………………………………… 91
　　　b）アレキシサイミアの評価…………………………………… 92
　　　c）Somatosensory amplification の評価………………………… 92
　3．心身医学的治療………………………………………………… 93
　　1）基礎疾患の管理………………………………(村松　芳幸)… 93
　　　★パルスオキシメーターを用いた呼吸不全管理
　　　　………………………………………………(吉嶺　文俊)… 94
　　2）心理的問題に対する薬物療法……………………………… 95
　　　a）抗うつ薬，抗不安薬…………………………(村松　芳幸)… 95
　　　症例呈示，症例 1 ………………………………(吉嶺　文俊)… 96

         b）その他の薬剤……………………………(村松　芳幸)…　97
         c）心理的問題に対する薬物療法以外のアプローチ(村松　芳幸)…　98
            （1）患者に対する対応 ……………………………………　98
                 症例呈示，症例2 …………………………………　99
            （2）認知行動療法的アプローチ …………………………… 103
            （3）リラクセーション …………………………………… 103
                ①自律訓練法………………………………………… 103
                ②バイオフィドバック療法………………………… 104
                ③音楽療法…………………………………………… 104
     3）社会的側面からのアプローチ……………………(村松　芳幸)… 104
Ⅲ．慢性呼吸不全患者のQOL ………………………………(村松　芳幸)… 105
  1．生活の質（Quality of Life：QOL）とは ……………………………… 105
  2．QOL評価表について ……………………………………………… 106
  3．呼吸不全患者のQOL ……………………………………………… 106
  4．慢性呼吸不全患者のQOL改善のための対応 ……………………… 107
     まとめ……………………………………………(村松　芳幸)… 107

第1章　気管支喘息

Ⅰ．気管支喘息の診断と治療
－呼吸器病学，アレルギー学的立場から－

1．定　義
　気管支喘息（以下喘息）の定義は，「喘息は，広範かつ種々の程度の気道閉塞と気道炎症により特徴づけられる。気道閉塞は軽度のものから致死的な高度のものまで存在し，自然にまた治療により可逆的である。気道炎症はリンパ球，肥満細胞，好酸球など多くの炎症細胞が関与し，気道粘膜上皮の損傷をし，種々の刺激に対する気道の反応性亢進を伴う」[1]であり，代表的なアレルギー疾患の1つにあげられている。

2．診　断
　成人喘息での診断の目安として発作性の呼吸困難，喘鳴，夜間・早朝の咳の反復，治療により寛解する可逆性気流制限，気道過敏性，アトピー素因，鑑別疾患の除外，喀痰・末梢血中の好酸球の増加など気道炎症の存在などがある。

3．治　療
1）急性増悪時の対応
2）安定期の治療に分けられるが，ここでは詳細については触れないため，ガイドラインを参照されたい。
3）日常生活指導
　定期通院，服薬，アレルゲンの除去と回避，気道感染の予防などについて指導する。薬物に関しては，アスピリンをはじめ，外用薬を含むすべての非ステロイド消炎薬がアスピリン喘息の誘因になるので注意が必要であることを指導

する。また，合成保存料や着色料の食品添加物の一部も同様である。その他，β遮断薬は喘息患者には禁忌である。月経や妊娠に関しては月経前，月経時に発作が悪化することが多いため注意する。また，妊娠時ないし妊娠希望時は抗アレルギー薬や金製剤は中止する。

II．気管支喘息の心身医学的診断

1．心身医学における喘息

　気管支喘息（喘息）は，多因子性の疾患といわれ[2]，遺伝的，先天的な素因（諸種の刺激に対する気管支の過敏性，特定抗原に対する抗体産出能など）を基盤として，それに後天的な諸因子（自律神経，気象，運動，感染，抗原，物理化学的物質，心理的刺激など）が加わって，いわゆる発症準備状態が形成され，さらに諸種の誘発因子が加わって発症する。また，かつて吾郷[3]は，心因性喘息という表現が心理的な因子だけで起こってくる喘息ととらえられかねないことに対して，その発症や経過に心理的な因子が重要な役割を演じている喘息とし，明確に心身症の概念からの解釈を与えている。

　喘息への心因の関与についてはすでに紀元前，Hippocratesにより指摘されているといわれ，その後も多くの報告がある。一方，喘息の概念や定義は，発症機構のあらたな解明によって好酸球を中心とした炎症細胞による気道の慢性炎症性障害とする考え方からの追加・修正があり，また近年，あらたに提唱されたpsychoneuroimmunology[4]やneurogenic inflammation[5]などに基づいた検討が行われている。

　仕事，家庭，環境などのストレッサーが加わると，ヒトは対外的にはなんらかの対処行動をとり，また内部環境は自律神経，内分泌，免疫系を総動員して，生体全体のホメオスターシスを保とうとする。しかし，十分な対応ができず，周囲からの支持もなければ，ホメオスターシスは破綻し，なんらかのストレス病が発症することになる。

　このような発症機序に対する心身医学的な理解に基づく治療が行われないと，期待通りの治療効果はみられないことが多い。その結果，患者の治療意欲が低下し，自己管理能力や社会適応能力の低下もみられ，重症化，難治化により患

者のQOLは著しく低下する。

1）心因性喘息の疫学

喘息への心因の関与については桂[6]が諸家の報告をまとめた気管支喘息各因子百分率によると，報告者によって違いがある。心因のみによる発症は多い例ではReesの22%があるが，他はいずれも1.2〜4.4%となっている。大石ら[7]の検討では114例中2例（1.8%）が心因のみによる発症と推定され，従来の報告とほぼ同様であった。

心因のみによる発症が低率である反面，アレルギー，感染など他因子と重複した心因の関与度は冨地[8]，江花ら[9]の報告で約80.8%前後となっており，発症や準備因子，増悪因子として心因は大きく関わっている。また喘息の経過においても，心理的因子が持続化，難治化の因子になることについて多くの報告がみられる。

2）心因の関与

Mackenzie[10]が1886年に報告したいわゆるrose coldはバラによる喘息患者が造花のバラによって発作をきたしたという暗示の例であるが，近年，動物を用いた基礎的検討や臨床面で多くの報告がある。

ケミカルメデイエーターの遊離が抗原抗体反応のみならず条件反射などによっても可能なこと[11]が示され，わが国においても感作モルモットを用いた実験では，拘束ストレスにより気道炎症に関与すると思われるBALF中の活性酸素産生能の亢進[12]や，ムスカリン性アセチルコリン受容体の変動[13]，血中ヒスタミン値の上昇や組織酸化ヘモグロビン量の減少[14]などが明らかにされている。また，電撃ストレスにより気管支線毛上皮の運動能の低下[15]，気道過敏性亢進，T細胞機能亢進[16]などが報告され，ネコを用いた実験では情動刺激により血漿ヒスタミン値の上昇が指摘されている[17]。

一方，喘息患者における臨床的検討では今世紀になり，Dekker[18]によってアレルギー性喘息患者の発作が条件付けによっても生じることが実験的に示され，McFaddenら[19]は，喘息・肺気腫患者の，生理食塩水による気道抵抗の上昇または発作の誘発が暗示によることを明らかにした。情動ストレスと気道過

敏性の関係[20]は，ストレッサーとして内田・クレペリン精神検査を用い，その前後のアストグラフで気道過敏性をみると，情動ストレスが成立したと考えられる，いわゆる responder の喘息では多くはメサコリンに対する気道過敏性の亢進を示したが，なかに，responder でも気道過敏性の亢進がなく，むしろ低下する例が存在するなどすべてが一定の傾向を示すとは限らなかった。このことは心身相関の検討に際して，個々の症例の思考，認知，対処行動などへの詳細な分析の必要性を示すものと理解される。

次にステロイド依存性喘息患者と Near-fatal asthma 患者における心因の関与について，臨床面から具体的に説明する。

a) ステロイド依存性喘息患者における心理的因子の関与

当科呼吸器外来に通院中の喘息患者 63 例をステロイド依存性気管支喘息患者群とステロイド非依存性気管支喘息患者群の 2 群に分類し，2 群間において心理社会的因子の比較検討を行った。ステロイド依存性群は平均 7.3±3.6 mg/day のプレドニゾロンを内服していた。ステロイド依存性群で有意に喘息発作の起こり方に心理的因子が関与し，不安も強く認められた[21]。

b) Near-fatal asthma 患者の心理的特徴

喘息発作による意識消失や人工呼吸管理などを経験した，いわゆる Near-fatal asthma（NFA）患者の臨床背景因子については，さまざまな検討がされてきている。菊池ら[22]は，致命的喘息発作を経験した患者は，低酸素血症に対する化学的感受性が低下しており，呼吸困難感に対する知覚が鈍麻していることを報告している。

われわれは，当科外来に通院中の NFA 患者の心理的特性について検討した[23]。心理的因子の評価のために，自己記入式質問票である Hospital Anxiety and Depression Scale（HAD）（不安・抑うつ尺度），Somatosensory Amplification Scale（SSAS）（不快な身体感覚の増幅の程度を評価－詳細については後述する）を使用した。NFA 患者の SSASscore が非 NFA 患者に比し有意に低く，呼吸困難感などの不快な身体感覚を感じにくい可能性が示唆された。

2. 一般外来における心身医学的診断

1) 心身症としての気管支喘息

　気管支喘息は慢性の気道炎症に，気道の過敏性が先天的に規定されたアトピー，IgE産生能，免疫反応により持続され，また後天的な発作誘発因子が加わることにより出現する[24]。気管支喘息は代表的な呼吸器心身症であり，心理社会的因子が複雑に絡み合い，喘息の発症や経過に心身の相関に基づいた症状が情動行動により中枢神経を介し，自律神経系や内分泌，免疫系の障害により出現するといわれる[25]。

　また，気管支喘息治療のガイドライン（日本アレルギー学会，1993)[26]によると，心身医学的側面については気管支喘息の発症と経過に，発症前からさまざまな心理社会的因子による身体的変化が関与しており，心理社会面からの情報の大切さが強調されている（表1）。

2) 心理社会的因子を引き出すためのポイントと対応

　一般に心理社会的因子をとらえようとする際，"心理的な問題"という言葉

表1　気管支喘息治療の心身医学的側面

1. 心理社会的因子：依存対象の喪失，欲求不満，感情表現ができない，自尊心が傷つけられる，劣等感が刺激される，それまで身につけてきた知識や方法で対処できない問題に直面させられる，生活リズムを崩される，ゆとりのない生活を強いられるなど。
2. 発症後，二次的に加わる心理社会的因子：喘息の心身相関を理解していないために，適切な対処ができず，症状が起こり続けるための予期不安，社会生活から落伍してしまう不安，予後悲観，治療意欲の低下，家族の看病疲れによる感情的な反応など。
3. 心理療法：現実のストレスがパーソナリテイの問題よりも大きい場合，心身相関などに気づかせる，環境調節や生活指導，リラックス方法を指導する。パーソナリテイの問題が現実のストレスより大きい場合，専門医への紹介など。

(牧野荘平監修：アレルギー疾患治療ガイドライン，ライフサイエンス・メデイカ 1993, p1-74)

が，日常診療における患者医師間のやりとりの中で出てくることが多い。この場合，言外に患者側の人間的価値を減じてしまうようなニュアンスを含んでいるため，患者の抵抗をを生み出し，正確な心理社会的因子を把握することが困難なことがある。そこで今回，気管支喘息患者からより的確な心理社会的因子を把握するための，治療者側に必要な患者理解のポイントと具体的対応について述べる。

①主訴について
　喘息発作に対する対処手段，行動，経過，結果や，治療への希望などについて聞く。

②その他の訴えについて
　食欲，睡眠，便通，疲労度，頭重感の有無，意欲の低下などについて聞く。

③医療機関の受診歴
　他の医療機関で受けた検査，病気の説明，治療，結果などや，医療機関一般に対する不信感の有無などについて聞く。

④生活上の変化について
　発症時の生活環境，内容，習慣の変化の有無や，何らかの変化があった場合，変化への対応などについて聞く。発症時の年齢のライフサイクルに生じやすい心理社会的な問題の有無や対処などについて聞くと，心理社会的因子の関与を推定することができる。

　ただし，いきなり問題点を指摘され，踏み込まれるのは迷惑であり，よけいなお世話と感じる患者もいるので，「病気になったためにいろいろお困りでしょう」と，二次的な生活面への支障の有無などの話題から入って喘息発症時の生活について触れるほうが良い場合もある。しかし，心理社会的な問題に少しでも触れるのを嫌がる患者には，まず一般的な治療関係ができた上で，一般論として「患者さんが気づかないでいる日常生活の問題が疾患の経過に影響することがあり，それを修正することで経過を好転させることも可能です」と具体例をあげながら話をしてみるとよいと考えられる。

3. 一般外来・専門外来における気管支喘息の心身医学的診断

　身体面の精査とともに，面接による生活史の調査，心理テスト，患者の行動観察，周囲からの情報に基づく心身相関の把握によって行われる。具体的には，身体症状の背後にあって，症状と深い関連のある患者の生活環境上の問題や，患者のパーソナリテイ，行動パターン，生活様式，ストレスとその対処法，病気への構えなどにも目を向けて，全人的な立場から患者を理解しようと努めることが大切である。そのためには，臨床家として従来の身体医学的な知識と技術の習得はもちろんのこと，患者心理，患者-医師関係，心身相関の症状の特徴，心理療法などに関しても，その基本的な知識と素養を身につけておくことが望ましい。

　心身医学的な治療が必要か否かの診断は，臨床的検査で身体的に異常が認められるか否かという除外診断によりなされるものではなく，biopsychosocial に多面的になされるべきものである。

　喘息の発症とその後の経過に関与している心理社会的因子を明らかにするには時間を必要とすることが多いので，その糸口をつかむべく，問診前の時間を利用して調査用紙に回答させておくのもよい。

　一般に，その発症と経過に心理的因子が密接に関与している心身症としての喘息患者は，その心理的因子の関与に気づいていないか，その表現をおさえて社会的にうまく適応しようと努力し何事もないかのように振る舞っているものが多い。したがって，そのような患者から心理的因子の情報を得ることは必ずしも容易なことではない。

　まず，医師と患者の信頼関係を築きながら，喘息の成り立ちを身体面からだけではなく心理面・社会面からも検討し，心身両面からの治療を行ったほうが早くよくなり再発しにくくなることをよく理解させる必要がある。

　そのようにして患者の信頼と理解を深めながら心身医学的な病歴を聴取し，心理的因子の関与の有無を明らかにしていく。

　喘息の心身医学的な治療方針をたてるにあたっては，その発症と経過に関与している心理的因子を正しく評価する必要があり，心身医学的な分類[27]によって治療方針が異なる。すなわち，

①幼小児期の親子関係にあまり問題がみられず，したがってパーソナリテイの偏りも少なく，現実への対応にも柔軟性がみられるが，現実生活におけるストレッサーが患者の適応能力を越えていると考えられる場合（現実心身症型）には，心身医学的に喘息の発症と経過にそれらのストレッサーが果たす役割について理解させ，それらに適切に対処できるように心身医学的な生活指導を行う。

②幼少児期の親子関係に問題がみられ，パーソナリテイの未熟さや偏りもみられ，ストレッサーに対する過敏さやそれに対する対処行動に問題があると考えられるが，治療的な信頼関係もできやすく治療意欲もあり，心身相関の理解に基づく行動修正が可能な患者の場合（神経症型傾向の強い型）には，自律訓練法に加えて交流分析療法，精神分析的心理療法，行動療法などを行う。

③表面的には適応的で問題なさそうにみえるが，幼小児期の親子関係の問題が大きく，パーソナリテイの偏りや歪みも大きく，自己の欲求の実現や感情の言語的表現もうまくできず，心身医学的にみた治療的な信頼関係も深めにくく，治療意欲にも乏しい患者の場合（性格心身症型）には，かなりの時間をかけて治療的退行を利用した精神分析的心理療法，家族療法などを試みる。

次に心理テストについて具体的に説明する。

1）心理テスト

心理社会的ストレスの関与の有無と心理状態の診断は，主として面接や行動観察によってなされるが，補助手段としては心理学的検査が併用されることが多い。

面接の時も同じ注意であるが，心身症の患者は心理社会的因子に対する理解や気づきに欠けていることが多い。したがって，機械的に心理テストを施行しても十分な協力を得られず，テストの信頼性を低下させることになる。そこで心理テストを実施する上では，①患者との間に「良き関係」をつくり，テストの必要性を納得のいくように説明し，動機付けをした上で施行すること，②当然のことであるが，実施者が心理テストの意義と限界を十分に理解した上で，自信を持って行うこと，③心理テストの結果を治療に有効に生かすだけではなく，適宜患者にフィードバックしていくこと，などの注意が必要である。

さらに，心理テストの結果は平均からのズレをみるだけなので，結果は絶対的なものではないことも理解しておかなければならない。また，個々の心理テストにはそれぞれの特徴や限界があり，実際にはテストの目的を明確に限定した上で，複数の心理テストを行うことが多い。

a) Comprehensive Asthma Inventory (CAI)[28]

喘息発作への心理的因子の関与を客観的に調査する，自己記入式の調査表である（表2）。

b) 不安抑うつ尺度

Self-rating Questionnaire for Depression (SRQ-D), Hospital Anxiety and Depression Scale (HAD), State-Trait Anxiety Inventory (STAI) などがある。

c) コーピング

社会的ストレスについてはその主観的評価が問題にされている。同じストレッサーが別の個人に加わっても，同等のストレス状態になるとは限らないことは，経験からも明らかである。このストレスの評価については，ラザルスの研究が先駆的である。ラザルスの提唱した心理的ストレスモデルによれば，種々のストレッサーは2つの評価過程を経てストレス反応に至る。最初の評価は，そのストレッサーが個人に対してどの程度脅威的であるかという判断過程で，これを第一次評価と呼ぶ。これに対し，第二次評価は，その脅威に対して対処できるかどうかという判断である。この過程がコーピングと呼ばれ，第一次評価で脅威がないと判断されるが，脅威であっても第二次評価でその脅威に対して対処可能であると判断された場合には，ストレス反応は生じない。

さらに，このストレス反応の発生には，個人のストレスへの脆弱性と，周囲の人からの支持の有無とが影響を与えている。

以上より，心理社会的ストレスの診断について，まず，心理社会的ストレッサーの評価，コーピングの評価が重要である。なおコーピングスタイルを評価できる宮岡ら[29]の自己記入式質問紙がある。

表2 気管支喘息症状調査表 Comprehensive Asthma Inventory (CAI)

カルテ ・　　　　　　　　氏名　　　　　　　　　　　才 男・女
住所　　　　　　　　Tel　　　　　　　Score　　　　　%

下記の質問に"はい"yes, "いいえ"no, "どちらでもない"? に○をつけて下さい。

	質 問 項 目	答	A	B	C	D	E	F	G	H	I	J
1	発作はだいたいきまった時間（それは前後　時）におこってくることが多い。	?/Yes/No.	○	○		△		△	○	△		
2	発作はある曜日（それは　曜日）になるときまっておこってくる。	?/Yes/No.	○	○	○	△		△	△	△		
3	喘息薬が手元にないことに気づいただけでも発作がおこってくることがある。	?/Yes/No.	△	○	○	○				△		
4	発作がおこってくる人をみると，自分も発作がおこることが多い。	?/Yes/No.		○	△							
5	かつて発作のきっかけになったもの（動物・植物など）を見ただけでも発作のおこることがある。	?/Yes/No.	○	○	△							
6	催し物（運動会・学芸会など）の前になるとよく発作がおこっていた。	?/Yes/No.					△	○				
7	家をはなれると　発作がおこらないことが多い。（入院・旅行など）　かえってひどくなることが多い。	?/Yes/No.　　?/Yes/No.	○	△	△		○	△	△	△	○	
8	朝，目を覚まし何かしようとすると発作がおこってくることが多い。	?/Yes/No.	△	△	△		△					
9	から咳（タンがでない咳）が激しく，それに続いて発作がおこってくることが多い。	?/Yes/No.	△	△	△		○					
10	ある感情（怒り，悲しみ，憎しみなど）を抑えている時発作がおこり易い。	?/Yes/No.				○			△		△	
11	発作は，罰があたっておこるのではないかと思うことがある。	?/Yes/No.		△	△	○			△			
12	発作がおこってくるといつも同じような経過をとることが多い。	?/Yes/No.	○	○	△			△				
13	発作の時，誰かそばにいてくれる方がらくになる。	?/Yes/No.			○	○	△	△				
14	発作がおこると，いっそ死んでしまいたいと思うことがある。	?/Yes/No.					△			○	△	
15	自分の喘息は，なおらないのではないかと思うことが多い。	?/Yes/No.		△	△					○	△	
16	発作がおこらなくなるとほかのからだの症状がでてくることが多い。	?/Yes/No.					○	△	△			
17	何か新しいことを始めようとすると発作がおこってくるので，できなくなることが多い。	?/Yes/No.		△				○			△	
18	発作がおこらなくなるまでは，私は何もできないと諦めている。	?/Yes/No.						△	○	△	△	△
19	どうして自分だけこんな発作に苦しまなければならないのかと腹立たしく思うことが多い。	?/Yes/No.					○	△	△		△	
20	発作のおこり方と生活の仕方とは，関係があるように思う。	?/Yes/No.	△				△		○			○
21	息をはくときより，吸う時の方が苦しい。	?/Yes/No.		△	○	△				△		
22	発作の苦しみをみんなにわかってほしいと思いますか。	?/Yes/No.			○	○				△		
	得　　点		17	20	19	8	24	17	12	8	5	3
	百　分　率											

A：Conditioning, B：suggestion, C：fear of expectation, D：dependency, E：frustration, F：flight into illness, G：distorted life habits, H：negative attitudes towards prognosis, I：decreased motivation towards therapy, J：lack of understanding of mind-body relationship

d) SSAS：Somatosensory Amplification Scale[30]

　前述したが，不快な身体感覚の増幅の程度を評価する自己記入式質問票である。

　次に心身医学的診断における生理学的検査について説明する。

2）生理学的検査

a) **自律神経機能**－喘息患者における自律神経活動－

　喘息発症のメカニズムとして，心理的因子の自律神経系への影響を考慮する場合には，喘息患者の自律神経活動の特徴について検討することが重要である。

　喘息患者では，発症機序のひとつとして副交感神経の緊張説や，交感神経のβ受容体遮断説などの自律神経系の異常が考えられている。私たちは心電図R-R間隔の変動係数（CVR-R）とそのパワースペクトラル解析を用いて，気管支喘息患者と健常者の，アストグラフ施行時における自律神経活動について検討した[31]。

　方法は，患者については，①生食吸入時，②呼吸抵抗上昇直前，③気管支拡張薬吸入により呼吸抵抗が初期値にまで回復した時点の3時点におけるCVR

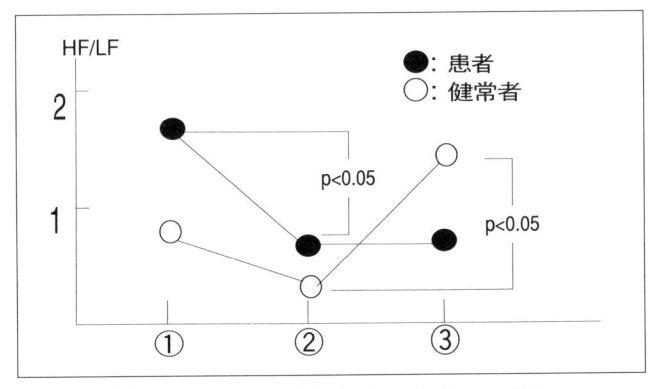

図1　メサコリン吸入によるHF/LHの変化

-R, 低周波成分 (LF), 高周波成分 (HF), HF と LF の比を測定した。

また, 健常者については, 呼吸抵抗の上昇は認められなかったため, ①生食吸入時, ②原液濃度のメサコリン吸入時, ③気管支拡張薬吸入時の3時点において測定した。

気管支喘息患者では, 生食吸入時に比し呼吸抵抗上昇直前において, 有意にHF/LFが低値を示しており, 交感神経活動が副交感神経活動よりも優位になっていると考えられた。健常者では患者とは異なる変化がみられた (図1)。

以上より気管支喘息患者と健常者では, アストグラフ施行時において異なる自律神経活動のパターンを示していた。

b) 呼吸抵抗

呼吸抵抗は, 安静呼吸の状態で, 気道の狭窄や閉塞を診断できる。心身医学的治療として, 呼吸抵抗バイオフィードバック療法がある。

III. 気管支喘息の心身医学的治療

1. 一般外来での心身医療

ここで, 江花[32]は, 一般外来で呼吸器心身症に対して最低限行うべき心身医療について述べている (表3)。

1) 心理的アプローチ

心身相関の理解については, 過去の病歴においてストレス状況と喘息症状の相関を振り返らせるか, 治療過程で生じるエピソードと症状の関係を見ていく必要がある。その際, 治療者が因果関係を指摘するよりも, できるだけ患者が自ら考え, 自分自身の経験で気づいていけるように援助したほうがよい。したがって, 症状だけを身体的指標とするよりも, たとえば喘息日記を利用して, ピークフロー値などの肺機能の変化などを参考にすると効果的である。

また, 不安・抑うつの有無についても知ることが重要である。喘息発症に関連している可能性のある不安として, 例えば家族関係における葛藤など, 患者の従来の適応様式では対応が困難な状況における不安などがある。発症後は,

表3　一般外来で呼吸器心身症に対して最低限行うべき心身医療

① その心身症以外の器質的疾患・内因性精神疾患がないか，症状に服薬している薬物の影響はないかどうかを検討する。
② 身体面を専門家として検討し，患者に対して一般的な見通しを話し，治療可能であることを説明する。また，患者・家族の認知と対処行動をみて生活指導を行う。
③ 悪化要因となっている心理・行動的問題について，原因を探索するような姿勢ではなく，解決を図るために共に考えるという姿勢で対応する。
④ 向精神薬が使えないかどうかを検討する。
⑤ ライフスタイルの改善が可能かどうか検討する。

（江花昭一：開業医に必要な心身医療，呼吸器系症例（気管支喘息）を中心として，心身医療 10：25-30, 1998.）

発作そのものに対する予期不安や，発作の対処をめぐる家族間の不和などにおける不安がある。

次に喘息発症の準備因子として，あるいは発症の誘発因子として関与しているものとして，依存・愛情対象の喪失や役割・生き甲斐の喪失体験における抑うつがある。発症後は，喘息の重症化に伴い抑うつ傾向が強くなると考えられる。

2) 一般心理療法

一般心理療法とは，ここでは訴えの受容を中心とする簡易精神療法を指し，前述した心理的アプローチの中に含まれることは言うまでもない。

2．薬物療法

喘息患者の心身医学的治療において，十分な身体的治療がなされていることは前提である。さらに抑うつ，不安に対する薬物療法も重要である。

1) 抗不安薬[33]

喘息の心身医学的治療は，まず適切な内科的薬物療法を行って臨床症状の軽減，消失を図り，喘息発作の出現に心理的因子の関与が強いと考えられた場合は，抗不安薬を追加する（表4）。

表4 気管支喘息患者に対する抗不安薬の適応

1) 喘息発作に対する予期不安が異常に強く,準備因子や誘発因子として働いている場合。
2) 医師の指示どおりの治療を続けているが経過が思わしくなく,予後に対する不安,社会生活からの落後という不安を強く認める場合。
3) 喘息発作を恐れ,必要以上に行動を制限し,内的緊張を高め,自律神経系の不安定を引き起こしていると思われる場合。
4) 日常の心理的ストレスのために不眠が続き,そのために生体の防御機能を低下させ,発作を引き起こしやすくしていると思われる場合。

(福井雄介,吾郷晋浩:各科領域における抗不安薬の選び方・使い方,医薬ジャーナル社,18-26, 1996.)

特に抗不安薬を使用したほうがよい症例は,情緒不安定で過換気発作がみられる症例や,理学的所見や動脈血ガス分析からは軽発作であるにもかかわらず,強い不安などからパニックに陥りやすい症例である。

現在,最も多く使用されているベンゾジアゼピン系抗不安薬は,抗不安作用に加えて鎮静,筋弛緩作用を持つ。したがって,副作用として眠気,めまい,脱力,呼吸抑制などが見られる。一方,非ベンゾジアゼピン系抗不安薬であるセロトニン作動性抗不安薬は鎮静,筋弛緩作用が弱いのが特徴である。

気管支喘息に抗不安薬を使用する際,最も注意しなければならないのは呼吸抑制作用と筋弛緩作用であるので,喘息発作中,特に大発作や重積状態にある時は,これらの薬剤の使用は低換気による炭酸ガスの蓄積を助長するために危険であり,使用しないほうがよいとされる。

2) 抗うつ薬

うつ状態が関与すると病態が複雑化し治療に難渋することが多い。したがって,抗うつ薬による積極的治療が望ましい。抗うつ薬は抗コリン作用による粘液分泌抑制が喀痰排出を困難にさせるので,抗コリン作用の少ない薬剤を選択し,喀痰の少ない非発作時に使用するほうがよい。

3) 漢方薬[34]

心身医学においては漢方薬が使用されることが多いが,気管支喘息患者にお

表5　喘息の漢方治療

1. 重症例，重症発作時は西洋薬を優先。
2. 軽症・中等症によい適応，病型はこだわらない。
3. 薬の選択はなるべく証に基づいて。
4. 約3〜4週目に効果をチェックし，効果あれば半年以上の長期にわたり継続使用，効果なければ方剤を変更する。

(牧野荘平,古庄巻史,宮本昭正監修：喘息予防・管理ガイドライン,協和企画通信,p 72-73, 1999)

いても同様である。とくに西洋薬に対して抵抗のある患者さんには，喘息管理および心身医療のひとつの方法として有用と思われる。一般に喘息急性期には小青竜湯などの麻黄剤を，慢性期には柴朴湯などの柴胡剤が原則である。表5に使用方法のポイントを示す[1]。

症例呈示

気管支喘息患者で，その治療経過中に不安・抑うつ状態を示し，心身医学的治療により改善した症例を呈示する。

症例1：45歳，女性，販売員
主訴：呼吸困難感，動悸発作
家族歴：特記すべき事なし
生活歴：特記すべき事なし
既往歴：子宮筋腫で子宮全摘（1996年8月）
現病歴：1996年12月頃から，めまい，動悸，呼吸困難感が出現し，その後，同様な症状を繰り返していた。1999年10月から気管支喘息の疑いで近医にて治療を受けていたが，うつ状態も疑われ，2000年3月に当外来を紹介された。
現症：血圧120/60 mmHg，脈拍84/分・整，眼瞼結膜に貧血・黄疸なし，胸腹部所見に特記すべきことなし。下肢の浮腫なし。
検査所見：T-chol 218 mg/dL，IgE 1084 U/mL，RAST：ハウスダスト（1＋），ダニ（−），カンジダ（2＋），
自律神経機能検査：交感神経系の亢進あり，他は異常所見なし。
心理テスト：STAI-I 72点，STAI-II 60点，SRQ-D 23点

診断：＃1気管支喘息の疑い（前医からの情報で前頸部喘息 vocal cord dysfunction（VCD）も否定はできず），＃2不安・抑うつ状態と診断した。

　心理社会的背景：前医以外の他の医療機関では，呼吸困難があるにもかかわらず聴診では異常がなく，「喘息ではない，苦しいはずがない」と決めつけられ，症状を認めてもらえず，同様に夫も病気を理解してくれないことが最もつらいことが聴取された。

　治療経過：症状を受容しつつ，病態については，「前頸部から雑音が聴かれるタイプの喘息で，自律神経のバランスが崩れていることも原因のひとつかもしれません」と説明した。治療については「吸入ステロイド薬は継続して，自律神経に対してはリラックスを目的に，自律訓練法をやってみましょう」と説明し，「リラックスすることで，かなり楽になりますよ」と予後についても保証した。＃2に対しては，前医からの抗不安薬の頓用内服に，あらたに当科から抗不安薬の定期内服・抗うつ薬を併用し，「くすりを補助的に上手に使うと早く楽になりますよ」という説明をした。治療開始後，不安と呼吸困難感の軽減が認められている。

　考察：本症例は，子宮全摘術後から多彩な自律神経症状が出現し，症状に対する不安が軽減されぬまま二次的にうつ状態も出現してきたと考えられる。治療としては，症状の受容，病態の説明，予後の保証という一般心理療法と薬物療法の併用が重要であったと考えられる。

　気管支喘息は，発症機序と経過からみて，心身両面からの治療が望ましい場合がある。しかし，患者の対人関係や行動様式の歪みが，心身医学的治療を進める上で大きな障害になる場合がある。

　今回，このような症例として，人格障害を背景にした難治性気管支喘息の症例[35]についても紹介する。

　症例2：34歳，女性，元薬剤師，既婚者。

　主訴：喘息発作による呼吸困難。

　既往歴：アトピー性皮膚炎，急性虫垂炎，十二指腸潰瘍。

　家族歴：実父（喘息の疑いで死亡），実妹（気管支喘息）。

　現病歴：1990年8月15日から咳，痰が出現。8月29日，近医を受診し気管支喘息が疑われ治療が開始された。しかし症状は改善せず，9月4日，近医

に入院した。入院時，気管支肺炎の合併も疑われ抗菌薬による治療が開始された。9月6日から呼吸困難感が増強し，キサンチン製剤，ステロイド薬により症状は改善した。9月11日，他院に転院し，PIE症候群，気管支喘息の診断のもとにステロイド薬の内服が開始され，10月には喘鳴は消失した。しかし，その後中等症から重症の喘息発作による入退院を繰り返していた。1996年1月26日，当科関連病院に入院した。

入院時現症：両側全肺野にwheezeが聴取された。その他特記すべき所見はなかった。

入院までの臨床経過：1992年3月，アトピー型気管支喘息と診断され，吸入ステロイド，経口および吸入β_2刺激薬，経口および吸入抗アレルギー薬による治療が開始された。その後，経口ステロイド薬や金療法も開始されたが，喘息発作は改善せず，難治性気管支喘息へと移行していった。1993年11月に職場が変更になり，その頃から喘息発作が頻繁に起きるようになってきたため，心理社会的因子の関与も疑われた。同年12月に当科を紹介され，自律訓練法や抗不安薬による治療も開始されていたが，喘息発作の改善は認められなかった。

入院時検査成績：IgE 184 U/mL，FEV 1.0% 86.3%

心理社会的背景：患者は，父母，妹，弟の5人家族の長女として出生。父親は，患者が4歳の頃に気管支喘息（疑い）で死亡した。

父親の死亡後，実母は再婚し，患者は事情により養女に出され，養父母に，義理の妹や弟とともに育てられた。養父は教師で，患者に支配的，拒否的な態度で，暴力もふるった。しかし，患者は自己主張できず，養父に従順であった。職場では，患者の仕事に対する理想が高く，上司と意見が対立し不満を感じていた。

以上のような状況において，喘息発作が出現し，職場も欠勤しがちであった。

本症例の場合，気管支喘息に対して薬物療法のみでは効果が認められず，難治性気管支喘息へと移行していったが，喘息の経過に対する心理社会的因子の影響について検討すると，現実状況に相応しない情動刺激の受け止め方や対人関係，生活態度が喘息発作の出現を容易にしている，すなわち喘息準備状態を成立させていることなどが考えられた。また，以上の背景には人格障害が存在

し，臨床経過に影響を及ぼしていたことが大きな問題であった。

なお，本症例について，入院時からの経過を参考にDSM-IV[36]による多軸評定を行うと，1軸には［一般身体疾患を示すこと］に影響を与えている心理的症状，2軸には依存性人格障害，3軸には喘息，詳細不明，4軸には家庭からの別離，不適切なしつけが記録され，5軸の機能の全体的評定尺度は31-60（入院時）であり，2軸の人格障害に対する治療もまた重要であることが示唆された。本症例の場合喘息の経過が慢性化，遷延化していたことを考えると，このような多軸評定を治療の早期に行い，人格障害の有無について評価し，治療計画をたてるべきであったと考えられる。

以上から，本症例の場合は人格障害の本質的な改善がなければ，喘息の改善も期待できないと考えられたが，精神科へのコンサルテーション後は喘息発作の頻度と程度は入院前に比較して改善傾向にあるため，今後も内科，精神科の協同による治療を継続して経過を観察する予定である。

3．専門外来での心身医療

1）バイオフィードバック療法

心身症の治療のひとつとしてセルフコントロールがあげられるが，バイオフィードバック療法は自己の心身の制御を目的とする比較的新しい治療法である。

本章では，バイオフィードバック療法について概説し，これを併用した気管支喘息の一例について報告する。

a）バイオフィードバック療法の歴史

バイオフィードバックの歴史は，1950年代の後半より自律神経系のオペラント（道具的）条件付けによる随意的なコントロールの研究としてはじまり，1969年アメリカでバイオフィードバック研究協会が設立され，バイオフィードバックが定義されるようになった。

わが国では，1950年代に条件反射の随意統制の研究がはじまり，1960年代後半から皮膚電気反応，皮膚電位反応，脳波，血圧，心拍などを用いたオペラ

ント条件付けの実験研究，その後，本態性高血圧治療への応用，筋緊張性頭痛治療への応用などのバイオフィードバック療法が開発された。

b) オペラント条件付け理論

オペラント条件付け理論はSkinnerにより提唱されたもので，バイオフィードバック療法の背景理論である。つまり行動の原因となる刺激よりもむしろ行動によってもたらされる結果を重視する立場で，すべての生体の行動は必ず何らかの結果をもたらすが，その結果が行動の出現頻度を左右するとする。ある行動に対し報酬が与えられると，その行動は強化され，罰が与えられると，その行動は消去される。このような場合にその行動が条件付けを通して学習されたという。

c) バイオフィードバック療法の概要

バイフィードバックとは，生体の反応を工学的な手法を用いて生体外に導出し，光や音などの認識しやすい情報として生体に還元（フィードバック）することをいう。さらにフィードバックされた情報を条件付け学習の強化刺激として用い，生体の反応や変化の意識的な制御法を学習する訓練を，バイオフィードバック療法と呼ぶ。

バイオフィードバック療法の最終的な臨床目標は，反応の自己制御の習得である。そのためには，生体の反応や変化を測定するセンサーと増幅装置，測定した情報を生体にフィードバックするための表示装置が必要であり，装置の助けを借りて反応の制御を学習するところに特色がある。

バイオフィードバック療法を臨床に用いる場合，いくつかの注意点がある。①バイオフィードバック療法に対する良い動機付けのためのラポール（患者と治療者の良い心情的交流）。②バイフィードバック療法や機器についての十分な説明。③訓練のための適切な教示。④訓練を継続させるための，適切な訓練時間や回数の設定。⑤次の訓練に向けての訓練後の強化などである。これらの注意を踏まえて，病態を十分に理解し，症状が形成された学習課程を明確にし，疾患や病態を代表する最適な測定部位を設定することが必要である。また，訓練によって反応が変化した場合，それは治療上意味のある変化であるかの評価

が必要である。さらに，訓練に対する個人差について考慮する必要がある。

臨床面への応用としては，①筋電位の低下，皮膚温上昇，血圧の低下，気道抵抗の改善など直接的な自律神経反応の制御を目的とする場合，②リラクゼーションや耐ストレス効果など非特異的な効果を目的とする場合などがある。

心身医学領域におけるバイオフィードバック療法の主なる適応疾患をあげると，先述した緊張性頭痛や本態性高血圧の他，片頭痛，痙性斜頸，気管支喘息，過敏性腸症候群などがある。

d) 気管支喘息に対する呼吸抵抗バイオフィードバック療法

気管支喘息に対するバイオフィードバック療法は，1976年のFeldman, G. M.[37]やVachon, L.[38]らによるオッシレーション法呼吸抵抗計を用いた，呼吸抵抗を低下させるためのバイオフィードバック療法にはじまる。わが国でも1970年代後半に桂[39]によって喘鳴音のフィードバックによる訓練の試みがはじまり，その後，松野[40)41]，山本ら[42]により呼吸抵抗を用いたフィードバック療法が開拓されてきた。

呼吸抵抗を用いたフィードバック練習は，中等症以下の患者で，喘息発作状態と心理的緊張との間に関連がみられ，非発作時にも緊張によって呼吸抵抗が上昇するようなタイプの喘息患者に用いられることが多い。練習の教示として「なるべく呼吸抵抗の低くなるような呼吸をしなさい」とだけ与え，呼吸法と呼吸抵抗の関係を洞察させるようにするとよい。条件付け機制の加重されている症例では，かなりの効果をあげている。

当科では，呼吸抵抗バイオフィードバック装置としてアストグラフを使用している。アストグラフとは，呼吸抵抗や気道過敏性などを測定する装置だが，気道閉塞の程度を情報として，呼吸抵抗をフィードバック信号としたバイオフィードバック装置としても利用できることが知られている。

私たちは，呼吸抵抗バイオフィードバック療法などによる心身医学的治療により改善した，心因性喘息と考えられる症例[43]を経験した。

症例3：54歳，女性
主訴：喘鳴を伴う呼吸困難の発作
現病歴：1991年10月から，夜間の喘鳴を伴う呼吸困難の発作が出現，軽快

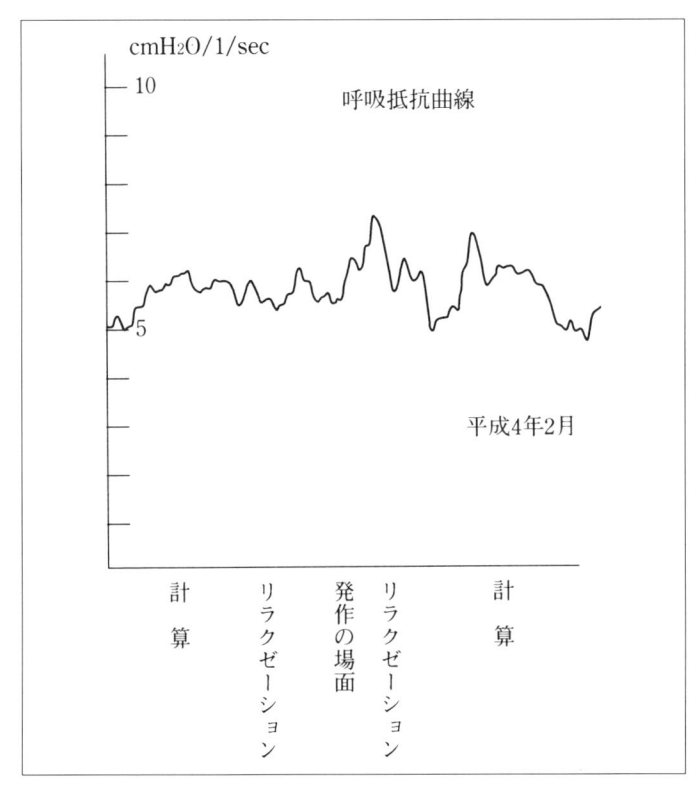

図2 バイオフィードバック療法における呼吸抵抗曲線

しないため当科を受診した。

　現症：胸部所見で wheeze 聴取され，これ以外に特記すべきことなし。

　臨床検査成績：肺機能で一秒率の低下，アストグラフで気道過敏性が認められた。

　心理社会的背景：夫と二人暮らしで，夫の，患者への無関心さに対して，日頃から夫に強い不満と怒りを抱いていた。発作が出現した頃は，夫の同胞が来訪しており，気疲れしていた。

　臨床経過：本例は，心理社会的背景と喘息発作の関係から，気管支喘息（心身症）と診断された。治療は，簡易精神療法，抗不安薬の使用と共に呼吸抵抗バイオフィードバック療法を併用した。

III. 気管支喘息の心身医学的治療

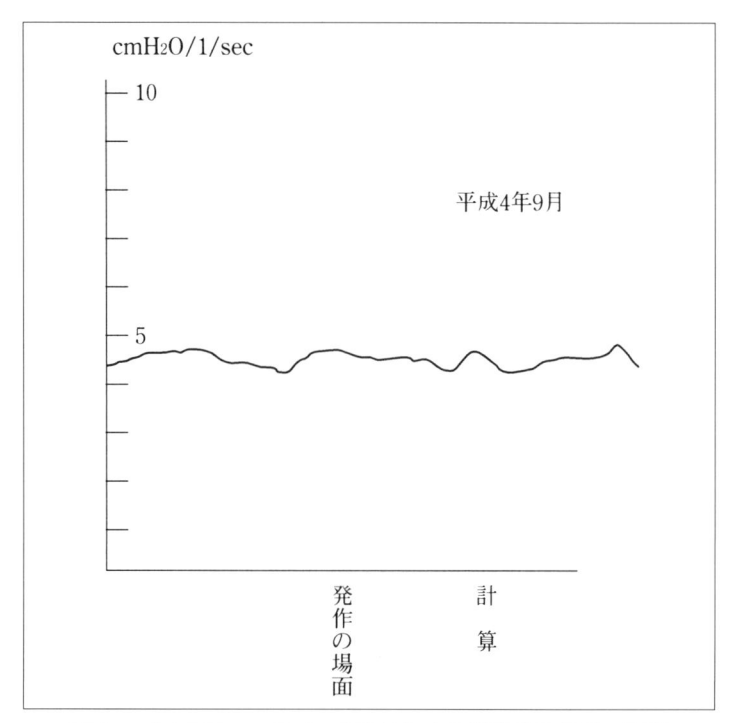

図3　バイオフィードバック療法による呼吸抵抗曲線の改善

　1992年2月の時点では，計算や発作の場面の想起によるストレス負荷により呼吸抵抗値の上昇が認められ，負荷前でも呼吸抵抗値が高く，変動が認められた（図2）。以後。訓練を継続し，同年9月の時点ではストレス負荷による呼吸抵抗値の上昇や変動は認められなくなった（図3）。また，意識的に行動様式の修正に努めるようになり，喘鳴発作は同年6月以降出現していない。

　症例は，喘息の家族歴もなく，血清IgE値は正常，皮内テストも陰性，また成人後の発症であり，感染型の喘息であると考えられるが，発症状況からみて，不満，怒りなどの心理的因子で誘発された心因性喘息である可能性も考えられた。症例のように，早期にバイオフィードバック療法などによる心身医学的治療を開始することが，喘息の治療において重要である場合も考えられる。心身症におけるバイオフィードバック療法は，患者が環境，あるいは認知と情

動を変化させるのを手助けする方法であり，今後の発展が望まれる．

2）自律訓練法

自律訓練法はJ.H. Schultzによって確立された心理生理学的治療法であり，非特異的心理療法として広く用いられている．気管支喘息に有効であるメカニズムとして，交感神経および副交感神経いずれもその緊張・興奮状態を正常化する働きがあるためと考えられている[44]．詳細に関しては，本書の呼吸不全の項目や成書[45,46]を参考にしていただきたい．

3）行動療法

気管支喘息の難治化の因子のひとつとして刺激の拡大がある．すなわち，大発作などを経験すると二次的に心理的因子が強く加重され，特定のアレルゲンのみではなく，暗示，気温の変化，感情の変化などのさまざまな刺激にも反応するようになる．また，これらの刺激は消去に抵抗し，遷延・難治化する傾向がある．以上から，誤った学習による心理的・生物学的パターンを修正することにより適切な対処行動を再学習させることが重要である．

喘息患者には早期に発作に対する対処行動を学習させる必要がある．特に発作に対する恐怖を持っている患者の場合，発作の予期不安が強く発作の予期刺激に対してパニック状態になり，発作処理の態度も依存的で，かつ誤った対処行動を取りやすい．したがって，不安レベルの低い段階から徐々に症状が克服可能な段階まで系統的に体験を積ませる，系統的脱感作療法を行う．この際，自律訓練法によるリラクゼーションを併用すると効果的である．

4）交流分析法[47~56]

交流分析は，1957年にアメリカの精神科医Eric Berneが創案した心理療法である．わが国では1972年に九州大学心療内科の池見，杉田らによって本法は導入された．交流分析は精神分析の口語版ともいわれ，やさしく実用的であるという利点がある．交流分析の目標は，自己を知り，人と人の交流を円滑にし，自己実現することにある．心身症の治療にも用いられている．

交流分析の哲学的仮説として，(A) 人間は本来肯定的存在である．(B) 人

自我状態		肯定的	否定的
P	CP	道徳的, 責任感	偏見, ワンマン
	NP	思いやり, 温かさ	過保護, 甘やかし
A	A	客観的理解 情報の収集	冷淡 人情より事実の優先
C	FC	創造性 天真らんまん	わがまま, 衝動的
	AC	素直, 協調性	ひねくれる 自信喪失

図4　自我状態

間は考える力を持っている。(C) 人間は自分の運命を決断し, しかもこの決断を変えることができる。

　また, 交流分析の主な考え方として次の (a) (b) (c) がある。(a) 人は誰でも三つの『私』(自我状態) を持っている。(b) 他人と過去は変わらない, 他人を変えるより, 自分を変える方が, はるかに生産的である。(c) 私達は自分の感情, 考え, 行動の総責任者である。これらをもとに成り立っている。

a) 交流分析の実施法

(1) 治療への動機づけ

　心身症の治療の主体は, 患者自身にあり, 治療者はその援助者に過ぎない。それゆえ, 交流分析法をたんなる知的な学習に終わらせないためには, 患者に対してしっかりした動機づけが必要である。(提示する症例4の場合, 外来や病棟での問題行動に対処するため交流分析的対応をとった。)

（2）ストレス事項の確認

家庭や社会でうまくない人間関係について明確にし，その場面をリストアップする。

（3）交流分析の理論と技法

交流分析には①構造分析，②交流分析（やりとりの分析），③ゲーム分析，④脚本分析という4つの分析がある。この4種類の分析を，述べる。

①構造分析（図4）

構造分析とは，その人の自我状態を検討し，自己を知るための分析である。心のはたらきをP（Parent）親，A（Adult）成人，C（Child）子供に分け，さらにPをCP（Critical Parent）批判的親とNP（Nurturing Parent）保護的親に，またCをFC（Free child）自由な子供とAC（Adapted child）順応の子供に分け，合計5の自我状態からなると考えることができる。精神分析のesにCを，egoにAを，superegoにPを対応させている。それぞれのはたらきは図4にまとめてあるが，肯定的側面と否定的側面とを持っている。

構造分析では，P，A，Cを明確に識別する練習を行い，自己のパーソナリティーにおける不調和の領域について気付くように指導する。それぞれの自我状態の心的エネルギーの量をグラフにしたものがエゴグラムである。

一般に心身症の症例は，FCが低く，ACが高いN型のエゴグラムを示すことが多い。この場合，低いFCを高めるような技法を用いる。

②交流分析（やりとりの分析）

二人の人の間で行うやりとりを交流という。それぞれの人のP，A，Cと相手のP，A，Cの交流を矢印で表すと対人関係の状態がよく分かる。交流分析における対人関係は，ⅰ）相補的交流（適応的交流），ⅱ）交叉的交流，ⅲ）裏面的交流（仮面的交流）の三つのパターンに分けられる。

ⅰ）相補的交流（適応的交流）（図5，a）

ある自我状態からきた刺激に対し，相手が予想し望む反応が返る交流のことである。お互いのコミュニケーションはスムーズで，健全な人間関係が保たれる。

ⅱ）交叉的交流（図5，b）

ある自我状態からきた刺激に対し，相手が期待した反応が期待した自我から

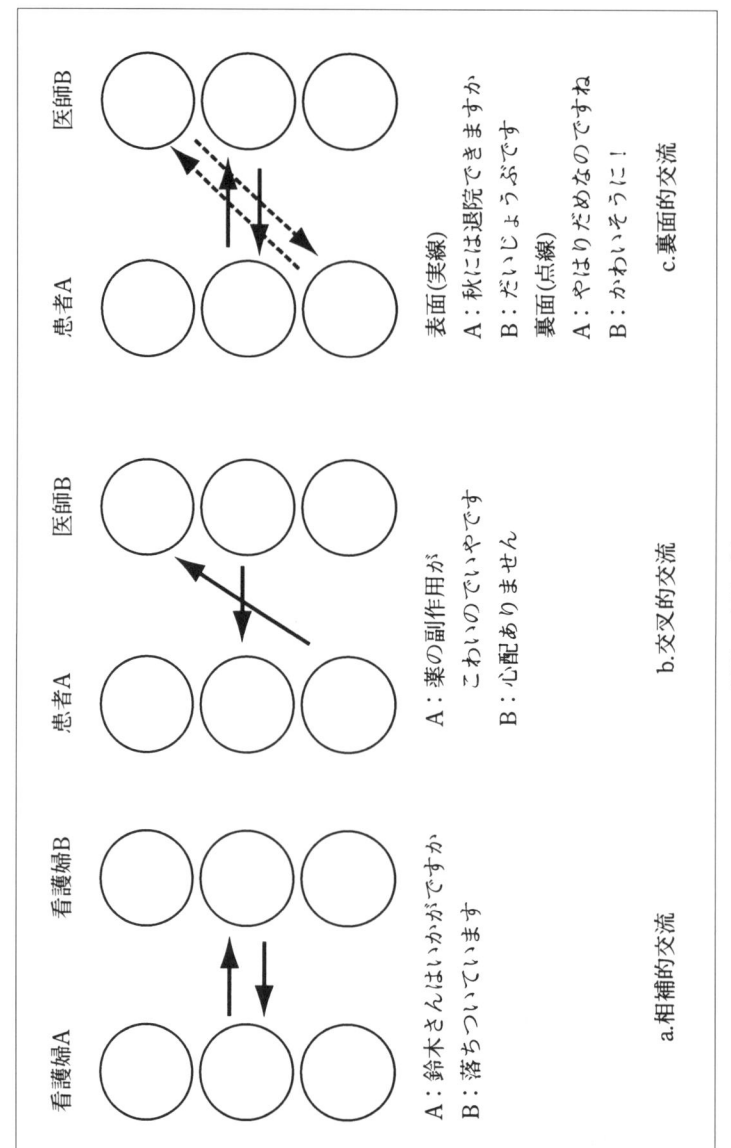

図5 交流パターン

a. 相補的交流

看護婦A → 看護婦B

A:鈴木さんはいかがですか
B:落ちついています

b. 交叉的交流

患者A → 医師B

A:薬の副作用がこわいのでいやです
B:心配ありません

c. 裏面的交流

患者A → 医師B

表面(実線)
A:秋には退院できますか
B:だいじょうぶです
裏面(点線)
A:やはりだめなのですね
B:かわいそうに！

返ってこないものを言う。刺激と反応の線が交叉し，お互いのコミュニケーションは中断してしまう。そのため，気まずい空気となり，苦痛や混乱をもたらす。

iii）裏面的交流（仮面的交流）（図5，c）

表面的メッセージの裏に，言葉には現れない隠されたメッセージがあり，実際に相手の反応を起こさせるのは隠されたメッセージであるような交流のことである。交流には，二つ以上の自我状態が関係している。

この交流分析（やりとりの分析）を通じて非建設的な交流を，Aの自我状態を用いて意識的にコントロールするように指導する。

③ゲーム分析

ゲームとは「一定の周期性をもち，反復的で，表面は合理的であるが，奥にある動機を秘めているもの」と定義している。裏面的交流の中で定型化したもので，時間の構造化の方法の一つである。何度も，同様な形で，不快な感情（ラケット）を味わう交流があれば，ゲームを考える必要がある。ゲームは，ラケットそのものが目的化したものと言える。

代表的なゲームを参考にして，患者が知らずに自己を破壊状態に追い込んだり，他人の拒絶を誘うような誤った交流パターンを気づかせ，それを統御できるように訓練する。

④脚本分析

人間の一生を「一編のドラマ」のようなものとみなし，その中で，人が演じている役割を脚本と呼ぶ。それは，人生早期（二〜八歳）のその人の生き方に対する幼児決断である。この脚本は，人生の大事な事態に直面したときにその人の行動を決めるものである。脚本分析は，人生で繰り返し演じているパターンについて考え，書き替えて，人生の計画を自分のコントロールの下におくことを目的とする。構造分析，交流分析（やり取りの分析），ゲーム分析を行っても自分の行動を自己統御できない人や自分の性格をより深く理解することを希望する患者に限って行っている．

4つの分析のほかに他に，以下の概念があり，その理解も必要である。

⑤ストローク，ディスカウント，ラケット

ストロークとは，人の存在や価値を認める言葉や行為のことである。

ディスカウントとは，人の存在を低くみたり，無視したりするあらゆる言動のことである。

ラケットとは，人が繰り返し味わういやな感情のことである。

⑥時間の構造化，

時間の構造化とは，ストロークを受け取ったり，与えたり，あるいは避けたりする過程である．引きこもり，儀礼，暇つぶし，活動，心理ゲーム，親密な交わりがある．

⑦基本的構え

自他肯定，自己肯定・他者否定，自己否定・他者肯定，自他否定以上4つの基本的構えがあり，自他肯定が交流分析の治療の重要な目標である．

b) 交流分析の利点と限界

交流分析は以上の代表的な分析を用いて，現実生活でのストレスに対する反応としての心身症に適応される．交流分析は，治療者にとって平易で実用的であり，プライマリー・ケアとしての日常診療に用いやすい．しかし，性格の歪みがひどい場合や病態水準の低い場合には，交流分析のみでは治療が困難であり，ゲシュタルト療法などを併用する．また，交流分析による治療を行うにあたり，適切な性格傾向および心理・社会的因子の把握が必要である．

交流分析法を用いて対応した症例[56]を呈示する．

症例4：42歳　男性　無職．

主訴：呼吸困難．

既往歴：特記すべきことなし．

家族歴：父親が胃癌で死亡，母親が心筋梗塞，心不全，不整脈で加療中．姉がバセドウ病とてんかんで加療中．

現病歴：3歳頃から気管支喘息が出現し，近医で治療を受けていた．18歳から23歳の間，東京で学生生活を送っている期間には，喘息発作は出現せず，治療を受けなかった．26歳頃から，再び喘息発作が出現し，近医にて減感作療法を受けていた．しかし，症状が改善しないため，30歳から当院内科外来で治療を受けている．

入院時所見：身長167 cm，体重56 kg，血圧150/80 mmHg，脈拍100/分，

時間	4	10	11	13	15	17	18
	音楽	睡眠	大学病院外来受診（音楽）	母親の病院看病	音楽		音楽

図6　［症例］M.S.　外来受診日の1日の経過（平日）

整。胸部聴診所見で wheeze を認める以外，特に異常はなかった。検査成績では，軽度の白血球増多と肝胆道系酵素の上昇を認めた。IgE（RAST）は，ダニで高値を示し，呼吸機能では軽度の閉塞性パターンが認められた。

心理テスト：Comprehensive Asthma Inventory（CAI）は38.9で心身症タイプを示した。TEG の結果は，CP 9, NP 5, A 4, FC 9, AC 15 であった。

生活歴：父親は鉄工所に勤めており，生活は中程度であった。父親は家庭を省みず，芸者と遊んでいた。同胞は3名，2名は姉で，いずれも父親に可愛がられたが，本症例は疎んじられていた。高校卒業後，進学のために上京したが，この頃から喘息発作は出現しなくなった。大学卒業後，N社に就職したが，対人関係で問題があり，退職した。その後，音楽の勉強のために，3年間アメリカで生活した。帰国後，T社に就職したが，対人関係の問題で退職した。その後，父親が入院したため帰省し，本人が看病していたが，同胞の協力は得られなかった。父親の死後，母親が心筋梗塞で入院した際も，看病は本人のみがしていた。

臨床経過：当科外来で治療を受ける前に，当科以外の2つの内科外来で治療を受けていたが，主治医の治療態度を不満とするなど，治療関係が不安定であり，最終的に当科を紹介されて受診した。当科外来でも，些細なことで突然体を震わせながら攻撃的となり，他の内科の主治医と比較して不満を訴え，主治医を自分の意志で左右しようとする操作性がみられ，安定した治療関係を築くことは困難であった。

外来で長期間プレドニゾロンを15～20 mg/日服用していたが，喘息のコントロールは不良で，ステロイドを含め薬物を自己調節する傾向が認められた。喘息のコントロールのために，入院治療を勧めたが，強く抵抗し，外来での特別扱いの治療を強く主張した。

薬物の自己調節が多く，突然すべての薬剤を中止してしまい，重積状態になって救急外来を受診することがしばしばあった。このような不安定な治療関係を続けていくと，生命的に危険な状態になることが考えられた。そのため，一般外来受診の後に，できるだけ構造化した環境のもとで面接の時間を設けることとし，週1回，1回1時間の診察時間を設定した。

　患者は，特別に治療を受けることができるということで，治療に対し協力的になった。そこで治療者は，患者に1日の生活パターンを図に書いてもらった。図6が外来で経過観察していたときのものである。対人関係は，母親が不整脈，心不全で長期入院しており，毎日見舞いに行き，この時母親と会話がある程度であった。それ以外は，音楽，といってもエルビスプレスリーの音楽だけであるが，これを1日中聴いていた。エルビスプレスリーになりきって，この自己愛の中に閉じこもるという閉鎖，引きこもりという時間の構造化をしていた。就職していた時も対人関係で問題を起こすことが多かったということから，本症例は自己愛に閉じこもる閉鎖という時間の構造化を取っていたと思われた。しかし，入院前には本症例にストロークを与えていた母親の全身状態が悪くなるにつれて，本症例にストロークを求めるようになったと考えられた。本症例はストロークの欠乏状態で，外来での対応はほとんどがゲームとなっていた。たとえば，

Pt「どうしてこんなに呼吸が苦しんでしょうか」
Dr「気管支喘息で，気道が狭くなっているためです。」
Pt「薬をきちんと飲んでいるのにですか？」
Dr「もう少しテオドールを増やしましょう。」
Pt「でも，この前も1200 mgまで増やしてもだめでしたけど。」
Dr「それでは，プレドニンを増やしましょう」
Pt「だめだと思いますけど。30 mgまで増やしても効きませんでしたので。」
Dr「・・・・・」

そのため，外来では主治医，看護婦たちから敬遠されることが多く，ますますゲームという形での時間の構造化が多くなっていた。

　このゲームにおける，「どうせ貴方たちには私の喘息は治せない。」というメッセージに対して，「喘息を一緒に治してゆきましょう」という対応を取っ

時間	6	7:30	8	12:30	13		18	19		21	
	睡眠	洗面トイレ	食事	音楽	食事	音楽	食事		音楽		睡眠（音楽）

図7　［症例］M.S.　入院時の1日の経過

た。そして，ストレスと呼吸困難，喘鳴が関係するということに気付いてもらうために，呼吸抵抗を測定しながらストレス負荷を行い，その変化を症例に示しながら，呼吸抵抗によるバイオフィードバック療法（アストグラフによる）に導入した。そして，薬物の正確な服用の必要性や治療により喘息が改善することを示した。

　その後，入院治療にたいして同意が得られ，ステロイドを含めた薬物の用量を決めることが出来た。図7は入院中の症例の過ごし方である。ほとんど1日中音楽を聴いていた。病室ではカーテンをひいて聞くことが多く，屋上や午後診療の終わった外来で時間を過ごしていた。面接の時間を設ける様になってからは，ゲームという時間の構造化を取ることも少なくなり，退院後は救急外来を受診することもなくなった。

　しかし，治療者が転勤するために精神科の治療も受けることを勧めたが，自分は喘息なので内科の病気であり，精神科受診の必要性はないと頑強に拒否した。内科外来だけで経過観察していたが，情動が安定せず，自殺未遂をおこした。この時点で初めて精神科医の治療を受けることに同意した。しばらく精神科と内科の両方に通院していたが，再び薬物の自己調節が見られるようになり，内科外来での治療関係がさらに不安定になり，受診がとだえた。後に自宅で死亡しているのが発見された。

　問題点のまとめ：身体的には気管支喘息が有り，これに対しては薬物療法と生活指導などを行った。精神医学的な問題点としては，人格障害が基盤にあった可能性があること，幼少時から喘息の発作時にストロークが与えられやすい状況にあったこと，自己愛のカラに閉じこもり続けるという閉鎖，引きこもりの時間の構造化がみられたこと，医療者との交流はゲームが多かったことが考えられた。ゲームに関しては，お互いに協力して治療すること，バイオフィードバックによる心身相関の気付きで，その頻度は減るものの，基盤に人格障害

があった可能性があり，これらのことを考えると，閉鎖，引きこもりという時間の構造化には積極的には関われなかった。社会的には兄弟のサポートがなく，母親が病弱であることなど考えられ，これらも閉鎖（自閉），引きこもりに関与していたと考えられる。

症例の場合は，外界の現実を無視してストロークの欲求を強い自己愛の空間の中にだけ求めていた。本来はストロークの供給を自分以外にも求めたいのであるが，基盤にあったと思われる境界型人格障害のため，円滑な対人関係を保つことが困難であった。そのため，ストロークの供給を執拗に求めたが，その方向は，外部に対しては拒絶し，内的な自己にしか向けられず，自我の閉鎖という形を取らざるを得なかった。そして，その自閉は，ある意味では内的自己に対する動的な閉鎖という時間の構造化を取らざるを得ないと考えられた。また症例のように，精神医学的に人格障害が基盤にあることが疑われる場合は，治療者の対応には注意を要し，常に患者との距離を保つことが必要である。

4．生活指導

1）患者と医師のパートナーシップとインフォームドコンセント

喘息予防・管理ガイドラインでも両者のパートナーシップの重要性に触れているが[57]，気管支喘息の診療を行う上で最も大切なことは患者と医師の間に良好な信頼関係の確立であり，心身医療においても同様である。風邪や胃腸炎などの急性疾患とは異なり，喘息は完治ではなく寛解すること，およびそれを維持することが治療の目標であり，患者（家族も）と医師が同じ目標に向かって共同作業を行うことである。医師は己の治療的自我[58]を高めていくのは当然だが，看護婦，薬剤師，臨床心理士，作業療法士，栄養士，医療ソーシャルワーカーなどによるチーム医療としてアプローチしていくことも忘れていけない。

そして患者と医師の間のパートナーシップはインフォームドコンセント（説明と同意）の重要性に通じる。心身医療ではインフォームドコンセントの必要性が他の診療科よりも高い。気管支喘息の場合考慮すべき点は，①病名と病気についての現状についての説明，②診断に必要な検査に関する説明と同意，③病気の原因に関する説明，④臨床経過・予後に関する説明，⑤治療のための説

明と同意などが挙げられる[59]。

2）ピークフローモニタリング

　気管支喘息の発症，増悪に関して心身医学的側面で評価し治療に結び付けていくことは，喘息コントロールの上で重要であり，ガイドラインではピークフローモニタリングを用いた自己管理が重要とされている。喘息自己管理の指導上問題となるのは，自覚症状とピークフローの解離が認められる場合である。個々の症例のピークフロー（PEF）最高値（最良値または標準値）からその80％までのグリーンゾーンでは喘息症状は認められないが，70％から80％（イエローゾーンの上半分）では「息がつまったかんじ」，「息を吐いたときに違和感がある」などの喘鳴とは異なる症状を自覚しはじめ，それ以下のイエローゾーンおよびレッドゾーンでは喘鳴などの喘息症状を明らかに認めるとともに，患者本人も自覚する。喘息コントロール上重要なポイントは，グリーンゾーンからイエローゾーンに落ちる時，すなわちPEFが80％より低下するところであるが，上記のように自覚症状を認めない症例が多いためピークフローモニタリングが重要となってくる。PEF低下時の対応および受診の目安をわかりやすく明確に示し，指示に食い違いがでないようスタッフ間で統一しておく必要がある。

　「喘息日誌」はピークフローモニタリングの自己管理指導における重要な道具であり，さまざまな情報を読み取ることができる。良好な「パートナーシップ」が保たれていれば，それほど継続は困難ではない。ところが自分の喘息症状（呼吸困難感，喘鳴など）の治療に無頓着な患者群も少なからず存在する。「仕事が忙しくて会社を休めない」，「家を空けるわけにはいかない」などのさまざまな理由で，ピークフローモニタリングや喘息日誌記入が実施できなくなり，ついには受診が不規則になってしまう。患者たちは，ピークフローを測定したり，喘息日誌を記入する時間を自ら作っていないのであり，おそらくそれらの重要性が理解もしくは納得できないためであろう。ところが，重要性を十分承知しているにも関わらず，積極的にそれらのアプローチを拒否してしまう患者群も存在する。そのような患者は，喘息に対する過去の不適切な治療体験が根底にあり，自分の喘息に関する症状をあまり気にしない，もしくはその症

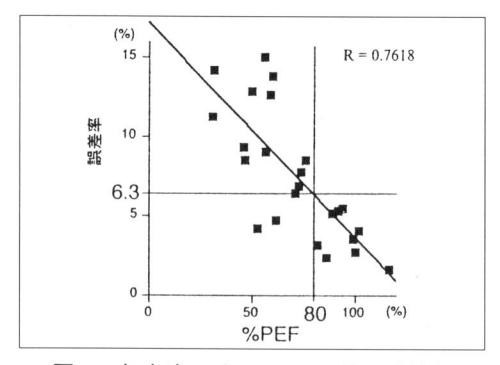

図8　起床時のピークフロー値と誤差率

状が自分の生活上問題であることを認識しない（しようとしない）と思われる。このような患者群は，いわゆるAlexithymia（アレキシサイミア）[60]の概念に近い症例群と思われ，喘息死のリスクが高い患者群でもあり，心身医学的アプローチを十分に試みると同時に，受診をいかに継続させるかが大切であろう。

　これらの患者に対する心身医学的アプローチとして，以下に述べるピークフロー値の予測による外来管理を試みている。

ピークフロー値の予想による呼吸管理

　筆者らは，このピークフロー（PEF）値を患者本人に予想させることによる心理的変化を検討した[61]。PEF値の予想とは，起床時のPEF値を前日のPEF実測値と比較しながら自分で予想してもらうことである。起床時のPEF測定前に，「きのうよりも体調がよいと思ったら昨日の値よりも高い値を記入する」，「きのうよりも体調が悪いと思ったら，きのうの値よりも低い値を記入する」，「きのうと体調が同じと思ったら，きのうの値をそのまま記入する」ように指導した毎日実施させた。この起床時PEF予想値と実測値から誤差率を求めたところ，誤差率はPEF実測値と負の相関を認め（図8），PEFが低い症例群ほどPEFの変動が大きいにもかかわらず，その変動を自覚しにくいという結果であった。また，誤差率が高い群は，低い群よりもComprehensive Asthma Inventory（CAI）スコアが高く，TEGにおいてはACが高値，FCが低値であった。すなわちグリーンもしくはイエローゾーンの上半分におけるPEF変動を認識しにくい症例群は，PEF実測値が低値であり，心身症の傾向

が強いということになる。

　起床時PEF予想を6ヵ月以上実施したところCAIスコアは31.2から28.9と低下傾向を示しTEGプロフィールではFCが上昇，ACが低下する傾向を認め，PEFの変動に対する認識が高まることが期待される。

　実際にPEF予想を行った患者の症状を詳細に尋ねると，喘鳴症状や咳・痰などの喘息日誌における項目はほとんど認められず，「なんとなくおかしい」という程度の表現しか聞かれない。この「気づき」を高めて維持することが喘息管理とくに心身症傾向の強い患者では有用と思われる。

3）吸入手技指導

　ステロイドを主体とする吸入療法が喘息治療の中心であることから，吸入手技の指導を日常診療の中で実施していくことは，喘息管理上重要であり，心身医学的アプローチを介入させる手段としても有効と思われる。医師，薬剤師，看護婦などが1対1で指導する際に，チェックする項目を効率よく決めておく必要がある。私たちは外来において，医師・薬剤師・看護婦が協力しながら，統一した指導チェックリストも活用している。繰り返し外来指導を行うことにより，途中脱落例を減少し，効率的に指導効果をあげるだけではなく，医療者側も指導を通して喘息治療に影響を与える日常生活の出来事を把握しやすくなった。最近使用されているフルチカゾンドライパウダーにおいて，チェックリストを用いてパウダーの残量を確認する指導を行ったところ有用であった[62]。そのような方法は簡単に自分で在宅においてもできることから，自己管理の方法としても活用できる。このような複数のスタッフによる患者さんへの介入は，喘息治療に対するコンプライアンスを高めるとともに，心身医学的治療の導入を容易にすると思われる。

IV．喘息患者のQOL

1．QOLの概念と背景

　今日ではQOLの概念を理解し実践していこうとする試みは，患者医師関係を支える上で不可欠なものとなりつつある。生命の質，治癒の質，生活の質，

人格の質，人生の質，生きがいなどと訳されるさまざまなレベルのbio-psycho-socio-ethicalな要素を総括した満足感や健康観がQOLであるが，QOLの定義に関しては，今までさまざまな見解がなされているものの，いまだ統一されたものはない。

QOL定義のひとつとして比較的よく用いられる(Global) Well-Being，すなわち全般的な満足感や健康観がある。その満足感や健康観を成す具体的構成要素は，疾患の有無や対象疾患によってやや異なるものもある。国府ら[63]は，WHO憲章の「健康とは，病気でないことだけにとどまらず，肉体的，精神的，社会的に健康である」という概念と，Bulpitt[64]らの「QOLは自由，幸福感，経済的豊かさ，願望の充足感，活動性，身体的な快調さの6項目から成る」という定義を考え合わせ，QOLの構成因子には肉体的，精神的，社会的因子があり，それぞれの因子は，機能的な側面と知覚的な側面を備えていると考えた。さらに機能的な面は個人の体外に向かって出される能力であり，日常生活の活動性，社会的および知的活動能力であり，知覚的な面は個人が周りの環境から受ける主観的な満足感であると考えた。

また，Levineら[65]は，健康人および心・血管疾患患者の両者について，QOLの分析と測定を行い，少なくとも次ぎの5つの要素があるとした。すなわち①社会的役割の遂行，②各個人の生理的な状態，③各個人の感情的状態，④知的能力，⑤快適さ（well-being）に対する満足度である。

このように構成因子としてさまざまなものがあげられており，一般的には①疾患特異的症状，②疾患非特異的症状，③身体症状や身体的活動，④心理状態や知的精神機能，⑤日常生活（食事，家事，入浴，排泄，性生活，趣味，余暇など），⑥仕事や社会活動，⑦家族，友人からの支援や社会的支援，⑧家族内および対外的な対人関係，⑨物質的豊かさや経済状態，⑩将来の見通し，⑪倫理的課題などが挙げられている。

喘息は，生命の維持に欠かせない呼吸が障害される病気であるため，末期医療患者や慢性呼吸不全患者，透析患者などと並んでQOLが重視されるべき疾患と考えられる。実際，1993年にまとめられた日本アレルギー学会の喘息治療ガイドライン[26]でも，治療の目標として，①健康人と変わらない日常生活ができること，②正常に近い肺機能を維持できること，③夜間，早朝の咳や呼吸

困難がなく夜間睡眠が十分可能なこと，④喘息発作が起こらないこと，⑤喘息死の回避，⑥治療薬による副作用がないこと，などが挙げられており，患者のQOLを考慮した内容となっている．

2．QOLと症状や社会生活

　喘息自体による症状としては，呼吸困難や咳，痰などがある．なかでも呼吸困難は，生死にも関わる重要な症状であり，慢性的に持続する場合は，行動範囲や行動量など日常生活においてさまざまな制限をきたす．こうした呼吸困難やその客観的指標となる肺機能の低下とQOLとの関係は，喘息よりもむしろCOPDにおいて盛んに検討が行われており，息切れや歩行距離などの各種のQOLの低下は，肺機能の低下とある程度相関を示すとされている．しかし，自覚的な呼吸困難感と他覚的な肺機能の値が必ずしも一致せずに，肺機能の低下があまりみられない時でも呼吸困難を自覚する喘息患者や，逆にかなりに肺機能の低下があるにもかかわらずに呼吸困難を感じない喘息患者が存在することが，諸家によって明らかにされている．また，こうした解離が，神経症的傾向や心身症的傾向などの性格傾向と関連している．

　喘息に随伴する症状は実に多彩である．喘息の発症前から認められ，発症後も持続してみられる症状として不安や抑うつ，その他頭痛，肩こり，下痢，便秘，四肢冷感，全身倦怠感などのさまざまな心身症的症状が多く，さらに，喘息発作時は，不安や抑うつに加えて死の恐怖感もみられ，発症後は，もう治らないのではないかという不安と同時に，もう人並みの生活ができないのではないかといった不安や抑うつ，心気的症状などがみられる．一般的に喘息は治癒しない病気と考えられているため，一生呼吸困難やその他の症状を背負っていかなければならない運命を宣言されたように考える患者も多いものと推測される．そのため，喘息を今までの自分の業に対する罰として倫理的にとらえる患者もみられる．

　さらに，喘息に伴って就業や就学が困難になり，その上医療費の負担も加わるなど，社会的あるいは日常生活上の基盤の喪失も無視できない問題である．Quirkら[66]は，喘息が日常生活に及ぼすストレスの方が，喘息の症状によるストレスよりも大きく，年齢や性別，罹病期間，肺機能およびその可逆性などか

らは，喘息が患者のQOLに及ぼす影響を予測できないことを明らかにしている。

3．QOLと心理的因子[67]

前述のQOLの構成因子には心理的側面が含まれており，Bauman[68]も，慢性の身体疾患は子供や成人における精神疾患や精神障害の一つの危険因子であり，気管支喘息のQOLの概念には精神衛生的な側面も含めるべきであると述べている。またQuirk[66]らもQOLの予測因子として患者の性格特性などの心理的因子が関与することを報告している。以上のようにQOLに影響を及ぼす気管支喘息患者の心理的な問題に対して，心身医学的治療が必要であると考えられる。その際，いかなる心理的問題がQOLと関係しているかに注意して治療を行うことが重要である。

ここでは当科での検討[67]も含めて，気管支喘息患者の心理的側面とQOLの関係について概説する。

われわれは，新潟大学医学部附属病院第二内科に通院中の気管支喘息患者50名を対象に，心理的側面とQOLの関係について検討した。心理的側面の評価には，以下の心理テスト，すなわちegogram check list (ECL), Comprehensive Asthma Inventory (CAI), MMPI-Alexithymia Scale (MMPI-AS), state-trait anxiety inventory (STAI) を用いた。さらに，QOLの評価には，Hylandら[69]によるThe Living with Asthma Questionnaireをわれわれが邦訳した質問紙（表6）を用いた。この質問紙は，scale scoreによりQOLを評価するもので，11の分野，68の質問から成っている。scale scoreは，得点が高いほどQOLが低下していること表している。

AS, STAIとscale scoreの間には，統計学的に有意な相関は認められなかった。しかし，CAIについては，scale scoreとComprehensive Asthma Inventory (CAI) の間に正の相関が認められた。すなわち，心理機制の関与が大きいほどQOLが低下していた。また，ECLについては，scale scoreとAC (adapted child) の間に正の相関が認められた。すなわち，ACが高いほど過剰適応傾向が強く，QOLも低下していた。

桂ら[70]は，CAI-scoreが40以上では神経症型として治療方針をたて，林[71]

表6 The Living with Asthma Questionnaire

次の文章を読んで、自分によく当てはまるものには(A)、どちらかというと当てはまるものには(B)、まったく当てはまらないものには(C)、何ともいえないものには(D)に○印をつけて下さい。

1. やりたいスポーツは何でもできる (A, B, C, D)
2. 友人の家に招待されると、発作が起きるのではないかと心配である (A, B, C, D)
3. 喘息のために、休日が台なしになってしまう (A, B, C, D)
4. ぐっすりと眠ることができる (A, B, C, D)
5. 喘息を悪化させる事はしないように十分注意している (A, B, C, D)
6. 買い物をするのは簡単である (A, B, C, D)
7. 私の家族は、私の喘息のためにストレスを感じていると思う (A, B, C, D)
8. 吸入器を持っているか、いつも注意している (A, B, C, D)
9. 自分を腹立たしく思う (A, B, C, D)
10. 自分の喘息のことを考えたことは一度もない (A, B, C, D)
11. 喘息のために、以前に約束していた事ができずに皆を失望させることがある (A, B, C, D)
12. 他の人と同じように走ることができる (A, B, C, D)
13. 休日に喘息が悪化するのではないかと心配することはない (A, B, C, D)
14. 夜はたいてい、吸入器が必要となり目を覚ます (A, B, C, D)
15. 庭仕事のような肉体労働は困難である (A, B, C, D)
16. 風邪の初期症状に他の人よりも敏感である (A, B, C, D)
17. 家の周りを散歩するのも大変な時がある (A, B, C, D)
18. 喘息が自分の身近な人の生活に悪影響を与えているとは思わない (A, B, C, D)
19. 吸入器を忘れても、たいしたことはない (A, B, C, D)
20. 自分が喘息持ちだからといって、不幸であるとは思わない (A, B, C, D)
21. 喘息よりも、もっと辛い事がたくさんあると思う (A, B, C, D)
22. タバコの煙がいっぱいの所では外食しない (A, B, C, D)
23. 参加できないスポーツがあるので残念に思う (A, B, C, D)
24. スポーツに参加できないので、欲求不満である (A, B, C, D)
25. 他の人と同じように休日を過ごすことができる (A, B, C, D)
26. 家事をすることは簡単である (A, B, C, D)
27. 喘息があるために、風邪をひくとぐったりする (A, B, C, D)
28. 坂道を登る時には、時々立ち止まらなければならない (A, B, C, D)
29. 自分の体が自分の物でないようである (A, B, C, D)
30. 次の喘息発作がいつ来るかわからないので心配である (A, B, C, D)
31. 吸入器を使用する際にはトイレに行くことがある (A, B, C, D)
32. 発作の時に気が動転する (A, B, C, D)
33. 喘息のことで、友人に言い訳する必要はない (A, B, C, D)
34. 喘息のために、睡眠が妨げられる (A, B, C, D)
35. 日曜大工のようなことをすることは困難である (A, B, C, D)
36. 風邪を引いてもたいしたことはない (A, B, C, D)
37. 自分と同年齢の人と同様に坂道を登ることができる (A, B, C, D)
38. 特に問題なく飲み屋に行くことができる (A, B, C, D)
39. 夜になると、咳が多く出がちである (A, B, C, D)
40. 喘息のために、やりたくてもできない仕事がある (A, B, C, D)
41. 風邪を引いている人を避けがちである (A, B, C, D)
42. 立ち止まらずに、階段を登ることができる (A, B, C, D)
43. 喘息が悪化するので、気を動転させないようにしている (A, B, C, D)
44. 喘息のために無力感を感じる (A, B, C, D)
45. 夜出かけても、喘息のために他の人よりも早く帰宅しなければならないことがある (A, B, C, D)
46. 喘息が仕事にさしつかえることはない (A, B, C, D)
47. 風邪をひくと、他の人より長引きがちである (A, B, C, D)
48. 途中で一歩、二歩立ち止まれば、一階くらいは登れる (A, B, C, D)
49. 喘息のために自分は無能であると思う (A, B, C, D)
50. 自分には明るい将来がある (A, B, C, D)
51. 喘息がひどい時には、仕事をすることができない (A, B, C, D)
52. 行きたい所があるが、喘息のために行くことができない (A, B, C, D)
53. 吸入器を使用することは、本当に煩わしいと思う (A, B, C, D)
54. 喘息薬を飲まなければならないことは、本当に煩わしいと思う (A, B, C, D)
55. 自分の人生は自分の責任である (A, B, C, D)
56. 喘息のために、性的不満を感じることがある (A, B, C, D)
57. 10年後、自分がどうなっているか心配である (A, B, C, D)
58. 将来のことを考えると、パニックになる (A, B, C, D)
59. 喘息に悩まされている (A, B, C, D)
60. 喘息のために、気分が落ち込むことがしばしばある (A, B, C, D)
61. くつろぐことは簡単であると思う (A, B, C, D)
62. 発作がある時以外は、決して喘息に影響されることはない (A, B, C, D)
63. 喘息のことで、心に悩みましたことはない (A, B, C, D)
64. 自分の喘息は、重大な体の病気とは言えない (A, B, C, D)
65. 自分の喘息と闘っていく自信がある (A, B, C, D)
66. 喘息薬の体への副作用が心配である (A, B, C, D)
67. ストレスで喘息発作が起こると思う (A, B, C, D)
68. 喘息発作が起きると腹立たしくなる (A, B, C, D)
69. 喘息がセックスの楽しみを損なうことはない (A, B, C, D)
70. 風邪が他の人よりも悪化することはない (A, B, C, D)
71. 吸入器の使用に困ったことはない (A, B, C, D)
72. 吸入器を使用することは簡単であると思う (A, B, C, D)

は，CAI-score が 35 以上では神経症，不安，抑うつ傾向に注意する必要があるとしている。

以上から，CAI-score と QOL の関係については，心理的因子，特に神経症傾向や抑うつ傾向などの関与が大きいほど QOL が低下していると考えられる。したがって，気管支喘息患者の QOL を低下させないためには，これらの心理的因子に注意して治療を行うことが重要であると考えられる。また，気管支喘息の発症準備因子の一つとして，過剰適応傾向が挙げられるが，われわれの検討では，過剰適応傾向が大きいほど QOL が低下していることから，過剰適応傾向の改善が喘息発作の顕在化を防止し，また QOL の向上にも繋がる可能性が考えられる。

なお，今回用いた質問紙は元来，英国人を対象にして作成されているため，わが国の実状の違いも考慮して QOL を評価する必要があると考えられる。たとえば吸入薬使用についての質問などは，わが国では吸入薬が必ずしも主流ではないことなどを考慮しなければならない。また，質問紙の完成のためには翻訳の問題，妥当性の問題なども含めて検討を重ねていく必要がある。

この他の報告として Ringsberg ら[72]は，成人気管支喘息患者を対象に喘息学校における患者教育を行い，QOL における心理的問題の改善が認められたとしている。また，入江ら[73]は，気管支喘息患者に対する段階的心身医学的治療を行い，QOL における心理面では，発作の不安が減り，感情を抑圧せずに豊かに表現できるようになったり，明るい気持ちで生活できるようになったり，何事にも緊張せずに自信を持てるようになっていると報告している。

4．身体的因子と満足度（満足感）

アンケート調査により，県内の気管支喘息の QOL について検討した[74]。1998 年 9 月および 10 月に当科に来院した気管支喘息患者に対して，調査用紙によるアンケート調査を行い，回収した 3347 例（156 施設）のうち，日常生活における満足度について回答した 846 例について検討した。大変満足と回答した 493 例を満足群，やや不満もしくは非常に不満と回答した 353 例を非満足群とした。ここで QOL は日常生活における満足度を指標とし，満足群は QOL が高い，非満足群は QOL が低いと定義した。また，QOL と性別，年齢，

罹病期間，重症度，病型，%PEFR，ここ 2 週間の状態に対する自己評価との関係について検討した。

性別との関係では，満足群では女性が多く，非満足群では男性が多い傾向が認められたが，統計学的な有意差は認められなかった。年齢については，満足群が有意に高い年齢であった。罹病期間については両群間に有意差は認められなかった。重症度については，満足群では軽症例が最も多く，非満足群では中等症例が最も多く認められ，統計学的にも両群間に有意差が認められた。病型については，満足群は非満足群に比して感染型が有意に多く認められた。%PEFR については，起床時，就寝前の両者において，満足群で%PEFR 値が有意に高かった。

ここ 2 週間の状態に対する患者の自己評価との関係については，満足群ではすごく調子がよいと回答した者が，非満足群に比し圧倒的に多く認められ，これ以外の回答した者が非満足群に多く認められ，統計学的にも両群間に有意差が認められた。これらの検討結果から，満足度という，元来主観的であり，患者によってばらつきがある指標にも，重症度，病型，%PEFR などの客観的な身体的因子の関与が認められた。また，患者の自己評価も満足度においては重要な要素であると考えられた。

5．QOL と心身医学的治療

身体管理との関連で，われわれは，気管支喘息患者のピークフロー自己測定が心理的因子と QOL に及ぼす影響について検討し[75)]，自己測定が喘息発作に関連する心理的因子と QOL を改善させる可能性が考えられた。

身体的管理・治療だけでも，症状の改善によって日常生活や学習，仕事，社会的活動などに関する QOL の向上が期待できる。ただし，ストレスが関与した形で発症増悪している例では，ストレス自体を軽減させるか，効果的な対処法を身につけない限り，喘息が改善しないか，改善してもいずれ再燃することが考慮される。そのため，治療者は患者が抱えている心理社会的問題を解決するための援助を行い，QOL を向上させなければならない。

参考文献

1) 牧野荘平（監修）：アレルギー疾患治療ガイドライン 95 年改訂版，ライフサイエンスメデイカ，東京，1995.
2) 豊島協一郎：小児の精神と神経, 36：37-45, 1996.
3) 吾郷晋浩・他：アレルギーの領域, 5：8-13, 1998.
4) Adel, R. et al.：Psychoneuroimmunology (2 nd ed). Academic Press, New York, 1991.
5) Bames, P. J.：Lancet, 1：242-245, 1996.
6) 桂戴作：情動のしくみと心身症（樋口正元編）．医歯薬出版，東京，1982, pp. 150-183.
7) 大石光雄・他：アレルギーの臨床, 14：23-26, 1994.
8) 冨地信弘：岩手医学雑誌, 32：313-329, 1980.
9) 江花昭一：日大医学雑誌, 47：801-813, 1988
10) Mackenzie, J. N.：Am. J. Med. Sci., 91：45-57, 1886.
11) MacQueen G. et al.：Science, 243：83-85, 1989.
12) 岩崎剛和・他：心身医学, 29：150-155, 1989.
13) 大川健太郎・他：心身医学, 32：207-209, 1992.
14) 永田頌史：自律神経, 28：338-343, 1991.
15) 山本高宏・他：アレルギー, 40：941-944, 1991.
16) Tanaka, A.：Acta Med. Kinki Univ., 21：1-13, 1996.
17) Dekker, E. et al.：J. Psychosom. Res., 2：97, 1957.
18) 久保千春・他：アレルギー, 43：311, 1994.
19) McFadden E. R. et al.：Psychosom. Med., 31：134-143, 1969.
20) 大石光雄・他：呼吸器心身症研究会誌, 1：31-33, 1985.
21) 真島一郎・他：ステロイド依存性気管支喘息患者における心理・社会的因子の関与について，第 39 回日本心身医学会総会抄録集：52, 1998.
22) Yoshihiro Kikuchi et al. Chemosensitivity and perception of dyspnea in patients with a history of near-fatal asthma. 1994；330：1329-1334.
23) 真島一郎・他：Near-fatal asthma 患者における心理的因子についての検討, 第 40 回日本心身医学会総会抄録集：62, 1999.

24) 滝島 任：気道過敏性の重要性と問題点, 日本医師会誌 114：336-340, 1995
25) 冨地信弘：気管支喘息の心身医療, 医薬ジャーナル社, 47-54, 1997.
26) 牧野荘平監修：アレルギー疾患治療ガイドライン, ライフサイエンス・メデイカ 1993, p 1-74
27) 吾郷晋浩・他：心身症の臨床, Clinical Neuroscience 5：56-58, 1987.
28) 呼吸器心身症研究会編：気管支喘息への実際的アプローチ, あゆむ出版, 1984.
29) Hitoshi MIYAOKA, Kumiko MURAMATSU et al.：The Characterisyics of Coping Behaviors in Alexithymics, Showa Univ J Med Sci 11 (1)：37, 1999
30) 村松公美子・他：Somatosensory Amplification Scale (SSAS) 日本語版の有用性の検討. 精神科治療学 16：603-605, 2001.
31) 真島一郎・他：気管支喘息患者における, 心拍変動解析による自律神経活動の検討：第2報 アストグラフ施行時の変化について, 第5回日本アレルギー学会春季臨床大会号：411, 1993.
32) 江花昭一：開業医に必要な心身医療, 呼吸器系症例（気管支喘息）を中心として, 心身医療 10：25-30, 1998.
33) 福井雄介, 吾郷晋浩：各科領域における抗不安薬の選び方・使い方, 医薬ジャーナル社, 18-26, 1996.
34) 牧野荘平, 古庄巻史, 宮本昭正監修：喘息予防・管理ガイドライン, 協和企画通信, p 72-73, 1999
35) 真島一郎・他：人格障害を背景にした難治性気管支喘息の1例. 心療内科, 2：410-415, 1998.
36) American Psychiatric Association：Quick Reference to the Diagnostic Criteria from DSM-IV. American Psychiatric Press, Washington DC, 1994. （高橋三郎ほか訳：DSM-IV精神疾患の分類と診断の手引, 医学書院, 東京, 1995）
37) Feldman, G. M.：The effect of biofeedback training on respiratory resistance of asthmatic children. Psychosomatic Medicine, 38：27, 1976.
38) Vachon, L. and Edwin Rich, E.：Visceral learning in asthma. Psychosomatic Medicine, 38：122, 1976.
39) 桂 戴作：気管支喘息に対する Biofeedback 法, 臨床応用の試み. バイオフィードバック研究, 6：48, 1978.
40) 松野俊夫・他：気管支喘息に対するバイオフイードバック療法に関する研究. 心身医療, 4：556, 1990.

41) 松野俊夫・他：Investigation of Biofeedback Therapy on Bronchial Asthma, Third International Conference on Biobehavioral Self-Regulation and Health, Abstracts, 1993.
42) 山本賢司：Biofeedback Training for Bronchial Asthma, Third International Conference on Biobehavioral Self-Regulation and Health, Abstracts, 1993.
43) 真島一郎・他：心身医学的治療により改善した心因性気管支喘息の1例, アレルギーの臨床, 15：38-41, 1995.
44) 桂　戴作：自律訓練法 pp 181. 気管支喘息の心身医療, 桂戴作ほか編, 医薬ジャーナル社, 東京, 1997,
45) 佐々木雄二：自律訓練法の実際, 創元社, 東京, 1976
46) 池見酉次郎, 佐々木雄二, 松岡秀樹：自律訓練法と心身症, 医歯薬出版, 東京, 1979
47) Dusay JM（新里里春訳）：エゴグラム, 創元社, 1974
48) 杉田峰康：交流分析と心身症, 医歯薬出版, 1973
49) 白井幸子：看護にいかす交流分析, 医学書院, 1983
50) 杉田峰康：交流分析, ゲシュタルト療法. 心身医 22：419, 1982
51) 桂　戴作：交流分析. 心身医 27：303, 1987
52) 石川　中：心身医学入門, 南山堂, 1977
53) 筒井末春・他：心身医学入門, 南山堂, 1987
54) 村松芳幸・他：いわゆる自律神経失調症をめぐって－交流分析法. Modern Physician 14：1165, 1994
55) 村松芳幸, 村松公美子・他：交流分析法, 診断と治療 86（5）：721, 1998
56) 村松芳幸, 真島一郎, 荒川正昭, 村松公美子, 櫻井浩治：心身症の治療経験から症例をふまえて, 交流分析研究, 22（1）：25, 1997
57) 牧野荘平・他：喘息予防・管理ガイドライン, 58-63, 協和企画通信, 東京, 1998.
58) Watkins JG：The Therapeutic Self Developing Response-Key to effective relationships, Human Science Press, New York, 1978.
59) 村松芳幸・他：心身医療をふまえたインフォームドコンセント, 気管支喘息の心身医療（桂・吾郷編）, 153-157, 医薬ジャーナル社, 東京, 1997.
60) Sifneos PE：The prevalence of "alexithymia" characteristics in psychosomatic patients. Psychoth Psychisim 22：225-269, 1973.
61) 吉嶺文俊・他：成人気管支喘息患者のピークフローモニタリングにおける予想値記録の心理的効果（第3報）. 心身医学抄録号 37：154, 1997

62) 南雲房子・他：成人喘息患者に対するステロイド吸入指導の検討, 日本呼吸管理学会誌, 11：260-262, 2001.
63) 国府達郎, 村上英紀：QOLを考えた薬物療法. 内科, 70：1142, 1992.
64) Bulpitt CJ, Flether AE：Quality of life in hypertensive patients on differency hypertensive treatments-rationale for methods employed in a multicenter randomized control trial-. J. Cardiovasc. Pharmacol., 7 (Suppl 1)：S 132, 1985.
65) Quality of Life 研究会（編）：Quality of Life－循環器疾患における評価. 1989
66) Quirk FH, Jones PW：Patients perception of distress due to symptoms and effects of asthma on daily living and an investigation of possible influential factors. Clin Sci 79：17-21, 1990.
67) 真島一郎・他：気管支喘息患者の Quality of Life (QOL) についての検討. 心身医学, 35：602, 1995.
68) Laurie J. Bauman：Discussant Section. Am J. Respir. Crit. Care Med., 149：540, 1994.
69) Hyland ME, Finnis S, IrvineSH：A scale for assessing quality of life in adult asthma sufferes. J. Psychosom Res., 35：99. 1991.
70) 桂　戴作：気管支喘息における CAI-Score. 日本医事新報, 2823：140, 1978
71) 林　直樹：Comprehensive asthma inventory (CAI) の心理特性と臨床評価の検討. 日大医誌, 47：785, 1988.
72) Ringsberg KC, Wiklund I, Wilhelmsen L：Education of adult patients at an asthma school effects on quality of life, knowledge and need for nursing. Eur. Respir. J., 3：99, 1991.
73) 入江正洋, 木原廣美, 久保千春・他：気管支喘息患者に対する段階的心身医学的治療と Quality of life. アレルギー, 41：497, 1992.
74) 真島一郎・他：アンケート調査による, 新潟県内の気管支喘息患者の QOL についての検討, 第49回日本アレルギー学会総会号：1045, 1999.
75) 真島一郎：気管支喘息患者のピークフロー自己測定が心理的因子と QOL に及ぼす影響. 心身医学, 38：503-509, 1998.

第2章 Hyperventilation Syndrome：HVS（過換気症候群）の最近の知見

　Hyperventilation Syndrome：HVS（過換気症候群，以下HVSと略す）は，わが国の心身医学領域において，代表的な呼吸器系心身症の一つに挙げられてきた。近年わが国では，千葉[1]，江花[2]が，HVSの臨床症状と病態，診断，問題点などについて，総説している。ここでは，ごく最近のHVSに関する海外での知見や議論について紹介し，今後の方向性を展望してみることにしたい。

　まず，1966年からMedline searchに公表されているHVSに関する136論文をReviewしたJournal of Psychosomatic Research誌に掲載されたBass論文[3]を中心に概説する。そして，その中でHVSを診断するために広く使われてきたHyperventilation Provacation Test（HVPT：過換気誘発試験，以下HVPTと略す）の問題点を指摘したJournal of Psychosomatic Research誌およびLancet誌に掲載されたHornsveltらの研究[4,5]などを紹介する。また，GardnerのChest誌に掲載された詳細な総説[6]や，Thorax誌の掲載された最近の批判的論説[7]なども，今後，HVSを正しく理解していく上で重要な意味を持つものと考えられることから，加えて紹介する。

I．HVSは，Chimera（架空の怪物）か？
(C. Bass：J Psychosom. Res. l 42：421-426, 1997[3])

1．HVSの診断基準を確立することは，困難である

　1937年Kerr[8]は，不安状態と関連した身体症状と過換気の関係について，症例を呈示し，不随意に過換気をする患者に見られる患者にみられるさまざまな症状を包括してHVSという用語を提唱した。（わが国でもHVSという名称は，1950年代にかけて，一般的に用いられはじめ，1966年安藤ら[9]が，115例に関する報告を行った。1970代から，80年代にかけて，多くの研究がなさ

れ，1980年代においては，DSM-IIIにおける「パニック障害」の新しいカテゴリー導入により，パニック障害とHVSの類似性について注目された[10)11)]。1984年英国のSouthamptomにてHVSの診断基準と症状の定義に関するカンファレンスが持たれたが，共通のコンセンサスは，全く得られなかった[12)]。つまり，多くの反対意見として，診断基準を確立することは，困難であるということであった。CO_2反応曲線，過換気誘発試験（HVPT），呼気終末pCO_2分圧（$P_{ET CO_2}$），血液ガス分析などいずれも，HVSを診断する特異性を持たない。これらの中でもHVPTは，HVSを診断するために重要視されてきた。

2．HVPTのspecificityとvalidityの問題について

1980年代には，HVSを診断するための試験としていわゆるHVPTが広く使われてきた。HVPTとは，自然に経験した発作における症状と同様の症状が誘発され，それを患者が，認知する。そして，その症状は，呼吸性アルカローシスの改善とともに消退する。これらが，基準となっている。しかし，最近，HVPTの症状の認知に関する妥当性の問題や再現性について，疑問視されるようになってきた。以下，HornsveldらのHVPTのspecificityとvalidityに関する研究をoriginalから紹介する。

a．HVPTのspecificityは低い
(HK. Hornsveld：J Psychosom. Res 41：435-449, 1996[4)])

これまでは，HVPTの間，引き起こされる症状は，低CO_2血症が一番最初のトリガーであるという推論がされてきた。しかし，HVPTとPT（placebo test, isocapnic overbreathing）について，HVSが疑われる115名と健常人40名の間で，無作為二重盲検にて施行したところ次のような結果を得た。HVPTは，PTに比べて，確かに神経骨格筋，中枢神経，知覚，温感などでより多くの症状を引き起こしたが，HVPTとPTの間で，全体の症状数においては，絶対的な有意差は，みられなかった。PTによってもHVPTにおいて引き起こされる症状の66%が引き起こされた。健常人群の60%がPTによって，HVPTにおいて引き起こされる症状と同様の症状が引き起こされた。したがって，この結果から，HVPTの間に引き起こされる症状について認知

するということを，HVSであると診断する基準として妥当でないと考えられる。すなわち，HVSの診断のためのHVPTは，specificityが，低いことを意味している。

b. HVPTのdouble-blind placebo-controlled studyとHVSのvalidity
　　(HK. Hornsveld et al : Lancet 348 : 154-158, 1996[5])

　HVSを疑われた115例の患者に，HVPTとPlacebo test (isocapnic overbreathing) 行った。85例が，HVPT中に症状を認知した (HVS Positive)。この85例のうち，56例は，Placebo testでも同様の症状を認知した (false-positive)。また，29例が，Placebo testでは，症状を認知しなかった (true-positive)。このfalse-positiveグループとtrue-positiveグループでは，症状のプロフィールや生理学的指標の有意差はなかった。また，false-positive 15例，true-positive 15例について，経時的にtranscutaneus $P_{ET_{CO_2}}$濃度を測定したが，測定中に22例が，過換気発作を起こした。しかし，わずかに7例のみにしかtranscutaneus $P_{ET_{CO_2}}$濃度の低下は，認められなかった。transcutaneus $P_{ET_{CO_2}}$濃度の低下は，発作の初期にごくわずかに低下したのみであった。このことは，transcutaneus $P_{ET_{CO_2}}$濃度の低下は，発作の原因ではなく，むしろ，過換気の結果であることを示唆していた。false-positiveグループとtrue-positiveグループにおいて，transcutaneus $P_{ET_{CO_2}}$濃度について，明らかな有意差はなかった。これらの結果から，HVPTは，HVSの診断のための試験として，妥当性がない。これらの自発的症状の経験において，過換気は，ささいな要因でしかない。

　これらの研究から，HornsveldらはHVSの用語は適切ではなく使うべきではないと結論づけている。

3. HVS（過換気症候群）という用語は，もはや適切でない

　近年，認知心理学的研究や，Hornsveltらの研究に代表されるように経時的，transcutaneus $P_{ET_{CO_2}}$濃度が測定されるようになってきたことから，HVPTのspecificityとvalidityの問題に続き，HVS（過換気症候群）という用語で

単にラベルづけすることに疑義が生じてきている。過換気（hyperventilation）だけによる症状は，めったにおこるものではない。過換気（hyperventilation）が，発作の開始や重症度に有意に関与するというより，過換気（hyperventilation）は，発作の結果あるいは，付帯現象（epiphenomenon）である。次に Gardner の総説と批判的論説から，このHVSについての概念と用語の問題について取り上げる。

4．HVS の概念と用語の問題について

(WN. Gardner：Chest 109：516-34, 1996[6], Thorax 55：257-259, 2000[7])

　Gardner[6][7]は，HVSの概念と用語の問題について，次のように述べている。"hyperventilaion"は，生理学的には，"正常範囲の動脈血 Pa_{CO_2} 濃度の低下と呼吸性アルカローシスに伴う CO_2 代謝産物増加によって，肺胞換気が不適当に高まること"と定義される。低 CO_2 血症と呼吸性アルカローシスは，選択された血管床に対する血管収縮や神経系の過活動を導き，体内の多くのシステムに影響を与える症状を引き起こす。1938年に，「低 CO_2 血症による身体症状と不安の両方を持つ患者」にはじめて HVS の用語が使われた。その後，多くの心身医学的症候群が記述される中で，HVSの用語は，さまざまな場合において使われ，その意味する概念が不明確なままとなっている。多くの総説が記載されてきているにもかかわらず，HVSという用語の意味する輪郭についての，確かな共通のコンセンサスもなく，ましてや，その存在さえ疑義が生じてきている。多くの内科医は，不安の同義語として，HVSをみなしており，例外なく精神医学の領域で扱うべきものとしてしまう。しかし，hyperventilation を呈する患者の中には，不安を欠如している場合もあり[13]，二次的に hyperventilation が出現している場合もある。HVSの用語は，1980年代，拡大され使用されてきており，現在，多くの異なった意味合いで使用されている。HVSには，不安を欠如している場合もあり，新しい定義として，"低 CO_2 血症にともなう症状や訴えがあるが，hyperventilation の原因となる器質的因子がなく，非器質的原因による低 CO_2 血症によって引き起こされる換気の調節障害（dysregulation of ventilation）を定義する"と Folgering[13]は，

提案している。多くの研究者は，器質的原因によるhyperventilationについては，HVSという用語を使用すべきでないという意見であるが，通常は，器質的因子と精神医学的因子を分離できない。Lum[14]は，hyperventilationを状況反応とみなして，HVSという用語は，使用すべきでないと述べている。全ての症例において，hyperventilationを引き起こす呼吸中枢の駆動亢進の原因として，器質的，心理的，生理学的因子がしばしば複雑にからみあっている。十束一絡げに，低CO_2血症の患者をラベルする臨床像としてHVSという用語は，有用でなく，'手を切るべきである'。このようなHVSをラベルとして，使用することは，その基盤にある病因の研究を今後さらに困難にする可能性があり，さらに救急医療の現場でHVSをラベル付けとして使用することは危険ですらある。

以上がGardnerのかなり厳しい批判的論説であるが，先のHornsveldらの提言とともに，重要な意義を持っていると思われる。わが国の状況を顧みた時，一般内科，呼吸器内科，神経内科，心身医学，精神医学などの各領域でのHVSという用語の使用は，やはり多様で，不明確なまま，とりあえず'ラベル付け'しているのが，現状である。これまで，各領域が一致したコンセンサスを得ようとしたこともなく，それぞれの領域内での使われ方をしている。Gardnerも述べているように，多くの内科医は，hyperventilationを起こしている患者が動脈血Pa_{CO_2}濃度の低下が示されると何らかの非特異的精神医学的状態をもつ患者と仮定していまい，自動的にHVSと診断し，そしてもはや興味を失ってしまう。このことは，患者にとっては，しばしば公平とはいえない状況となり得る。今後，HVSの概念と用語については，わが国においても再検討を要すると考えられる。

5．Hyperventilationとパニック発作

(C. Bass：J Psychosom. Res. 142：421-426, 1997[3]，WN. Gardner：Chest 109：516-34, 1996[6])

近年のhyperventilaionの研究は，パニック障害との関係について焦点をしぼるものが，多くなってきた。パニック障害，呼吸困難，過剰な恐怖，頻脈，動悸などの広範囲にわたる多くの症状からなり，その症状のいくつかは，検査

室内において，高濃度のCO_2の吸入，乳酸の静注にかより，再現されうると報告されてきた。しかし，まだ，パニック障害の機序は，まだ不明な点が多い。

a. パニック障害の misinterpretation, misattribution 説

1980年代の多くの研究は，パニック発作は，hyperventilation と fear（恐怖）の間の相互作用から構成されるという説が主要なものであった。CO_2の吸入および hyperventilaion を含む多くの薬理学的，生理学的負荷により，検査室内で，パニック障害の多くの症状が再現されうることは，心筋梗塞あるいは脳梗塞のような生命的な脅威と認知される疾患の身体症状として，誤って認知してしまう（misinterpretation, misattribution）結果，パニック障害の症状が引き起こされている可能性があるとされてきた。しかし，パニック発作が睡眠中にもおこりうることことから，misattribution 説も確かなのではない。1993年 Klein は，窒息検出器の誤った生理学的 misinterpretaion により，窒息警戒システムが，誤作動してしまうというメカニズムを提唱した。しかし，現在，この神経生理学的基盤については，はっきりしておらず窒息検出器は確認されていない。2000年 Gorman[15]らは，1989年の自説を修正した総説を記述しているが，パニック障害の神経生理学的基盤については，今後の脳神経の解剖学的画像，機能的画像研究により，さらに明確になるとしているものの，現段階では確証となるものはない。

b. パニック発作には，必ずしも hyperventilation は，必要でない？

1985年 Ley[16]は，パニック発作を発症するためには，hyperventilation の発症が必要な因子であると報告した。しかし，近年の経時的Pa_{CO_2}濃度モニタリングによる研究では，この Ley の説は，確認できていない。携帯型の経時的Pa_{CO_2}濃度モニタリングにより，患者がごく普通の生活を送っているときの情報を得ることができるようになり，パニック発作の前兆として，必ずしも hyperventilaion が認められないことがわかった[3]。しかし最近の2001年 Nardi ら[17]は，パニック障害群，パニック発作をもつうつ病群およびパニック発作がないうつ病群，うつ病群，健常者群に hyperventilation challenge test を施行したことを次のように報告している。パニック障害群の45.7%，パ

ニック発作をもつうつ病群の36.4%, うつ病群の11.1%, 健常者の6.7%にhyperventilation後のパニック発作が認められた。パニック障害群とパニック発作をもつうつ病群では, 有意にhyperventilationに反応したことから, 健常者に比べて, hyperventilationによって引き起こされた低CO_2血症による脳底動脈の血管収縮に対してより感受性をもっており, パニック発作とhyperventilation challenge testに対する急性の過剰反応性が示唆されると推論している。

c. パニック発作時には, 必ずしも低CO_2血症は, 認められるわけでない？

1986年Salvokovski[18]は, 検査室で, 自発的パニック発作の際, 低CO_2血症が認められると報告した。しかし, 1989年Hibbert[19]らは, パニック障害の中で, Pa_{CO_2}濃度が1kPa以上減少するのは, 半数以下でしかないと報告し, パニック発作の原因をhyperventilationとすることに反対した。さらに1996年Garrsen[20]は, 3秒間続いたパニック発作24例中, 1例のみが, Pa_{CO_2}濃度の低下を認めたと報告しており, この発作の間でさえ, 明白なhyperventilationは, 認められなかったとしている。

6. 総括と展望

a. 今後の研究の対象と方法について
(C. Bass：J Psychosom. Res. l 42：421-426, 1997[3])

これまでの研究は, 外来において繰り返しhyperventilationを示す患者を対象としてきた。これらの患者が, 外来に受診している時以外の状況で, 慢性的, 習慣的にhyperventilationを示しているかどうかについて, 経時的モニターを使用してより系統的な研究を行う必要がある。約半世紀にわたって, 多くの研究者達は, 外来において繰り返しhyperventilationを示す患者を対象してきており, これらの患者の特徴として, 検査室で動脈血Pa_{CO_2}濃度の低下を示すことを, 挙げてきた。しかし, これらの患者のPa_{CO_2}濃度低下は, 誘発試験中の期間だけでなく安静時においても慢性的に低下しているのか, あるいは, 安静時のPa_{CO_2}濃度が軽度低下が, 安静時だけでなく運動や頻呼吸を誘発

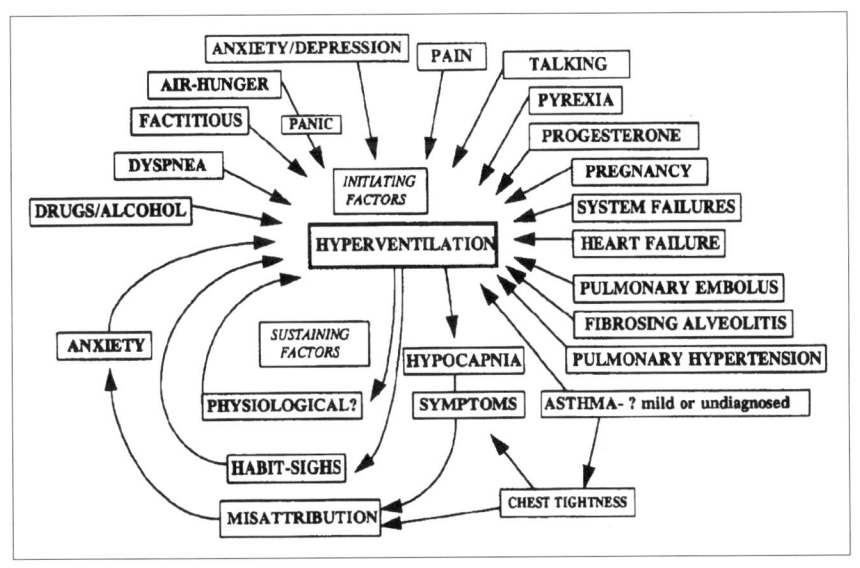

図9 acute/subacute hyperventilation モデル
(WN.Gardner Chest 109：516-34, 1996[6])

した際に Pa_{CO_2} 濃度の低下を長引かせているのかなど，Pa_{CO_2} 濃度の低下が，いつ認められていたのかを今後は明らかにすべきである．

b．acute/subacute hyperventilation モデル
(WN. Gardner：Chest 109：516-34, 1996[6])

Gardner[6]は，hyperventilation の引き金になると推定される因子と hyperventilation の基盤に関与している疾患や状況，状態と acute/subacute hyperventilaion の関係を図9に示している．今後の hyperventilation を診断，治療，研究していく上，有用なモデル像になるものと思われる．右側が，hyperventilation の引き金になると推定される因子として，不安，抑うつ，air-hunger，パニック発作など因子を示している．左側が，hyperventilation の基盤に関与していると考えられる痛み，会話，発熱，ホルモン，心疾患，肺塞栓，肺線維症，肺高血圧症，喘息などの疾患や状況，状態が示されている．すなわち，hyperventilation は，神経学領域，循環器学領域，呼吸器学領域，精

神医学領域など広範囲にわたって認められる臨床症状である。それぞれの専門領域において，hyperventilationの用語の適用が異なるため，そのため有病率の結果はそれぞれの領域で大きく違ったものになっている。hyperventilationを示す患者に対して，どの臨床単位を適用してのかを明確にしない限り，その研究結果の有意性についての正しい解釈が困難なものになる。今後，各領域を包括的に見据えた指針が必要であると考えられ，その基礎モデルとして，このGardnerのモデルは有用であると考えられる。

c．hyperventilation を呈する患者への段階的アプローチ

（WN. Gardner：Chest 109：516-34, 1996[6]）

Gardnerは，hyperventilationを呈する患者を，単にHVSとラベル付けするのではなく，段階的にアプローチしていくことが重要であると提唱しているので，下記のように整理した。

段階1：呼吸困難を呈して受診した患者を，病歴，身体所見，胸部X線，スパイロメトリーによるスクリーニング検査などで，まず，慢性閉塞性疾患や喘息（定型的な場合）を除外する。

段階2：
（1）器質的肺気管支疾患（肺梗塞など）を，肺CT，肺シンチなどで除外する。
（2）胸痛を伴う場合は，冠動脈造影などにより心疾患を除外する。
（3）メサコリン誘発テストなどで，喘息を除外する。
（近年，喘息とhyperventilationの関係が注目されて研究されている。）
（4）原因不明の呼吸困難患者について，潜在的な気管支の過活動性hyperactivityによる気流の閉塞が，最近報告されている。気管支の過活動性hyperactivityとhyperventilationは，しばしば臨床上の区別が困難である。
（5）運動や過呼吸などによる誘発の間は，非侵襲的な$P_{ET_{CO_2}}$濃度を経時的に測定する。

d. HVSとhyperventilationの今後
　（C. Bass：J Psychosom. Res. l 42：421-426, 1997[3])）

　これまで紹介してきたようにHVSにおける最近の研究から，HVSの概念は崩壊しつつあり，もはや支持されなくなってきている。今後，非侵襲的方法を使った科学的研究による実証的証拠を注意深く集積することにより，心理学次元においても何らかの解明の鍵となり，不安と呼吸の関連についての理解を導いていく可能性もある。しかしその過程においても，"hyperventilation syndrome"は，chimera（架空の怪物）である正体を現わしつつある。さらにパニック発作とhyperventilationを同義語のように使うべき実証的な根拠は，何もない。パニック発作をともなうhyperventilationは，非常にまれである。パニック発作の原因というより，hyperventilationは，パニック発作の結果の可能性の方が高い。Pa_{CO_2}濃度を正常化するための，"breathing therapy"には，なんの根拠もなく，呼吸回数を下げることにより部分的に不安に対する非特異的効果を与えるだけでしかない。今後，不安障害と器質的肺疾患（特に喘息）の両者の関係の本質に焦点をあてた有用な研究をさらに行っていく必要がある。

　おわりに：HVSという用語については，疑義があるが，臨床家が，症状形成の機序としてhyperventilationの重要性に気づくことは重要である。hyperventilationは，変幻自在の臨床像を呈し，原因機序は，生理学的，心理学的因子など多因子的要素が相互的に複雑に絡み合っており，その関連領域は，多岐にわたる。これらの領域が学際的に研究を推し進めていくことが必要である。さらに臨床場面においては，これらの複合的要素をもつ患者についての最上の治療法は，呼吸器専門外来で，呼吸器専門医と精神科医，臨床心理士が合同で治療にあたることであることが，望ましい。

　最近のHVSについての知見について，BassやGardnerらの総説，論説を中心に紹介してきた。わが国での状況を考えると，HVSについてまだこれらの認識が十分なされているとは言いがたく，今後各領域間での相互的な研究や議論が必要であることを提言したい。

参考文献

1) 千葉太郎：過換気症候群の最近のとらえ方. 心身医療, 9：399-405, 1997
2) 江花昭一：hyperventilation syndrome. 診断と治療（増刊号），86：318, 1998
3) C. Bass：Hyperventilation syndrome：a Chimera？：J Psychosom Res, 42：421-426, 1997
4) HK. Hornsveld：The low specificity of the Hyperventilation Provocation Test. J Psychosom Res, 41：435-449, 1996
5) HK. Hornsveld, B Garssen, MCJ Fiedeldij Dop, PI van Spiegel and JCJM de Haes：Double-blind placebo-controlled study of the hyperventilation provocation test and the validity of the hyperventilation syndrome. Lancet, 348：154-158, 1996
6) WN. Gardner：The pathophysiology of hyperventilation disorders. Chest, 109：516-34, 1996
7) WN. Gardner：Edirorial, Orthostatic increase of respiratory gas exchange in hyperventilation syndrome . Thorax, 55：257-259, 2000
8) WJ Kerr, JW Dalton PA Gliebe：Some physical phenomena associated with the anxiety states and their relation to hyperventilation. Ann Intern Med, 11：961-992, 1937
9) 安藤一也，広瀬和彦，祖父江逸郎：過呼吸症候群－115例の観察から－. 日本医事新報, 2219：13-25. 1966
10) G Magarian. Hyperventilation syndrome：infrequently recognaized common expression of anxiety and stress. Medicine, 61： 219-236, 1982
11) RE Brashear. Hyperventilation syndrome. 161：257-273, 1983
12) RA Lewis, JBL Howell. Definition of hyperventilation syndrome. Clin Resp Physiol 22：201-205, 1986
13) H Folgering：The hyperventilation syndrome. In：Altose MD, Kawakami Y, eds. Control of breathing in health and disease. New York, Basel：Marcel Dekker, pp 633-660, 1999
14) LC Lum：The syndrome of habitual chronic hyperventilation. Recent Advan Psychosom Med, 3：196-229, 1976

15) MJ Gorman, JM Kent, JM Sullivan and JD Coplan : Neuroanatomical hypothesis of panic disorder, revised. Am J Psychiatry, 157 : 493-505, 2000
16) R Ley : Blood, breath & fears : a hyperventilation theory of panic and agoraphobia. Clin Psychol Rev, 5 : 271-285, 1985
17) AE Nardi, AM Valenca, I Nascimento : Hyperventilation Challenge test in panic disorder and depression with panic attacks. Psychiatry Res, 15 : 57-65, 2001
18) PM Salkovskis, HM Warwick, DM Clark and DJ Wessels. A demonstration of acute hyperventilation during naturally occurring panic attacks. Behav Res Ther, 24 : 91-94, 1986
19) GA Hibbert, D Pilsbury. Hyperventilation is it a cause of panic attacks ? Br J Psychiatry, 155 : 805-809, 1989
20) B Garrsen, M Buikhuisen, R Van Dyck. Hyperventilation and panic attacks. Am J Psychiatry, 153 : 513-518, 1996

第3章 Vocal cord dysfunction (VCD)

Vocal cord dysfunction（VCD）は，けして新しい臨床単位ではない。150年前の1800年代中期には，hysteric croup[1]という名称で，すでにVCDが考えられる臨床症候群の記載がされている[2,3]。

1974年，PattersonらがMunchausen's stridor[4]として記述し関心をもたれるようになった。1980年代になり，Factitious Asthma[5], emotional laryngeal wheezing[6], hysterical stridor[7,8], psychogenic stridor[9,10,11], episodic laryngeal dyskinesia[12], paradoxical vocal cord motion[13]などの名称で症例が報告されてきた。最近は，内科領域では，VCDが共通の用語として使用されてきている[14,15]。しかし，耳鼻咽喉科領域では，Paradoxical vocal cord dysfunction[16], Functional laryngeal dyskinesia（FLD）[17,18]が使用されており，小児科領域では，episodic laryngeal dyskinesia[19]も使用されている。ここでは，身体化障害の経過中にVCDの発作を繰り返した症例を呈示し，最近のVCDの知見[20,21]などについても概説する。

I. 症　例

症例：19歳，男性，予備校生
主訴：咽喉頭部異和感，頻尿，動悸，食欲低下
既往歴：特記すべきことなし。
家族歴：母親に聴力障害がある。
生活歴：父親，母親，本人，弟，妹の6人家族。祖父母が近隣に住む。
　幼少期より，聴力障害のある母親を支えつつも依存し，母親も本人に対して過保護，過干渉であった。しかし温厚な祖父母の支援を受けて成長した。中学時代までは，成績優秀で，陸上部でも活躍。医学部志望であったが，大学受験

に失敗し予備校に通学している。

病前性格：完全主義で強迫性格傾向である。

現病歴：1992年春，高校に入学した頃より呼吸困難感，喉頭部狭窄感，心窩部不快感，吐き気などが出現した。また時々，運動時に喘鳴発作が出現していた。1993年2月A病院内科などで精査。アレルギー性鼻炎のみ診断された。1994年10月18日精査を希望してB病院内科を受診した。器質的所見を認めず，「徹底的に検査してほしい。」と希望し，耳鼻科，口腔外科でも精査をうけるが，アレルギー性鼻炎，軽度舌腫脹のみ診断された。同年12月22日，喉頭部狭窄感，動悸などが増悪し同病院精神科を紹介され受診し抗不安薬の投与を受けるが，1995年1月19日で通院を中断した。同年1月29日手の脱力感，めまい，息苦しさなどを訴えて，同病院脳外科を受診し，頭部CTなどの検査を受けるが，異常を認めなかった。同年2月12日，喘鳴発作にてA病院に入院したが，異常を認めず翌日退院した。同年2月22日喉頭部狭窄感，後頭部熱感，食欲低下，嘔吐，不眠を訴えて，B病院神経内科を受診するが，器質的所見を認めなかった。同年3月14日同様の症状にて近医を受診し投薬を受けたが中断した。同年6月より，同様の症状は続いていたが，不安感が強くなりB病院精神科を再診した。抗不安薬服用にて改善傾向を呈し同年11月27日から通院を中断した。1996年2月23日頭痛，嘔吐，吐き気，食欲低下を訴えて，B病院精神科を再診したが，3月から大阪の予備校に通学することになり，同年4月5日より大阪のCクリニックに通院していた。同年6月初旬より，食欲低下，意欲低下，頻尿，めまい感，動悸，非現実感，頭痛，吐き気などが出現し，増悪傾向にあり，郷里にもどることになり同年6月14日祖母，両親に付き添われてB病院精神科を再診した。

受診時現症：

精神医学的現在症：軽度抑うつ感をともなう多彩な機能性の身体症状やパニック様発作を認め，その身体的愁訴に対する原因検索を執拗に要求する心気傾向が認められた。

身体的現症：身長171 cm，体重61 kg，
脈拍60/分（臥位），88/分（立位）
血圧116/60 mmHg（臥位），110/80 mmHg（立位）

　　　　貧血，黄疸，チアノーゼなし。
　　　　頸部甲状線，咽喉部，胸腹部に異常を認めなかった。
受診時診断：身体化障害（軽度抑うつとパニック様発作をともなう。）
　　　　と診断した。
治療方針：①治療者が，必要と認めた検査のみにとどめ，身体科受診は，治
　　　　　　療者経由とすることを本人と約束する。
　　　　　　②当面は抑うつとパニック様発作の改善（薬物療法）をまず目的
　　　　　　とする。
　　　　　　③小精神療法を併用する。（1回20～30分程度）
以上の治療方針をたて，B病院精神科外来に通院するようになった。

臨床経過：（図10）抑うつ状態やパニック様発作は，cloimipramine などの投与により，8月中旬には消退傾向を示した。それと同時に多彩に身体的愁訴もかなり減少してきたが，この8月中旬頃から「夜間喘息のような発作をおこす。」と訴えるようになり，9月3日患者自身の判断でD病院内科を受診した。

内科初診時所見：9月3日初診時，胸部聴診で安静呼吸時 wheeze ないが，強制呼吸時 wheeze を軽度認めた。診断臨床検査成績では，IgE 500 U と高く，RAST はダニ強陽性でアトピー素因（＋）は認め，当初は，喘息の疑いと診断された。1週間後の9月10日喘鳴時の呼吸機能検査が施行された（図11）。

呼吸機能検査所見：検査中，喘鳴があるにもかかわらず，1秒率が84％以上あり，正常値で，β刺激薬吸入後も無反応であった。フローボリュム曲線では，ピークが軽度で，やや平坦で中枢の狭窄が疑われた。

　内科主治医より，気管支喘息の診断基準に合致しないと本人に伝えたが，3日後の9月13日，再び喘鳴発作にてD病院の救急外来を受診した。当直の小児科医に「喘息」と診断され，ステロイドとネオフィリンの点滴を受け，第1回目の内科に入院したが，翌日に退院。10月1日より2回目の内科に入院した。入院当初から喘鳴発作が毎晩あり，本人が自分で医学書を読んで，抗アレルギー薬の投与を強く求めてきた。抗アレルギー薬を処方したところ，本人は非常に満足し，服用して2日後から全く発作が出現しなくなり，10月7日に退院した。その後，12月までは発作が出現しなかった。しかし10月中旬予備校に大学センター入試の願書を取りに行ったところ，突然落ち着かなくなり，

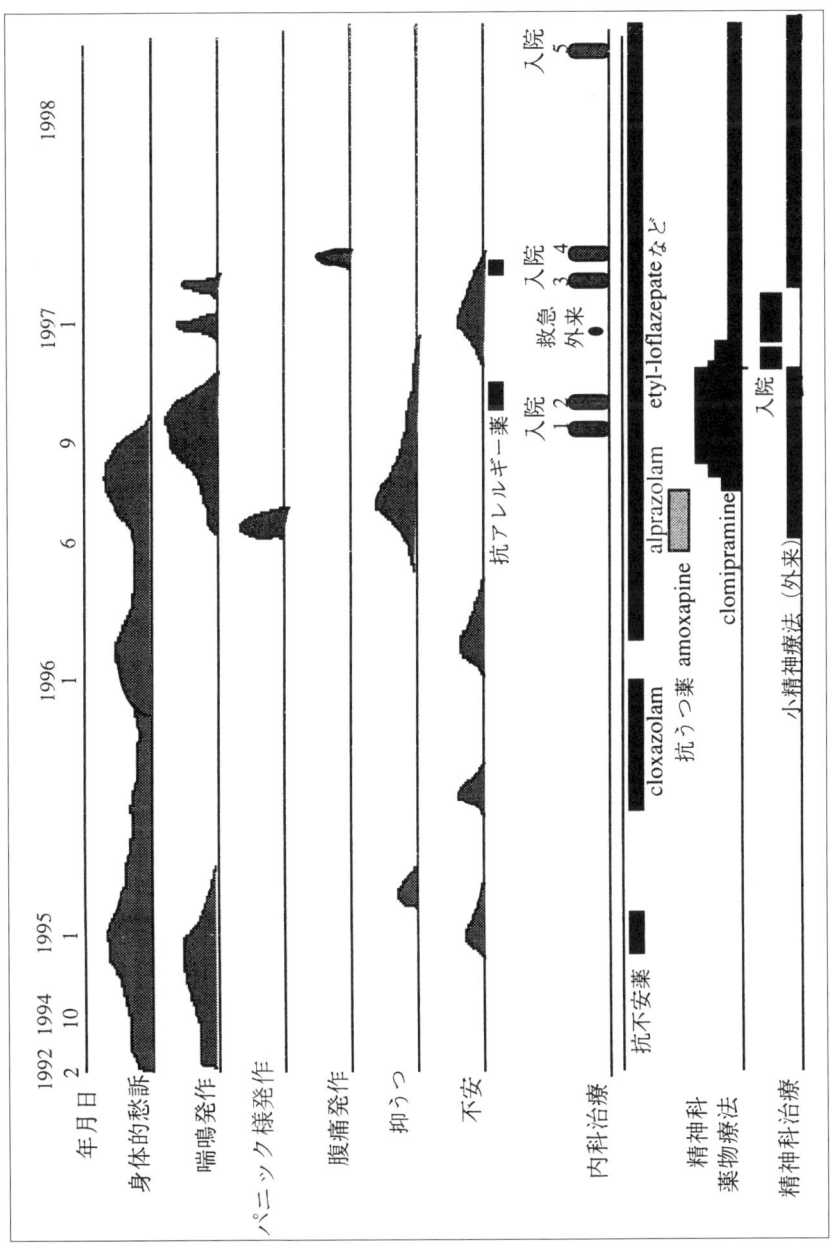

第3章 Vocal cord dysfunction (VCD)

図10 臨床経過

```
名前    S H              測定日  1996/9/10
生別    M                年齢    19歳
体重    72.5kg           身長    172.5cm
温度    30℃              気圧    764mmHg

1．スパイログラム      （吸入前）      （吸入後）      改善率
 努力肺活量   (ℓ)         4.77            4.87           2.0%
 1秒量       (ℓ)         4.01            4.09
 1秒率 (G)  (%)         84.07           83.98
 MMF        (ℓ/s)       4.34            4.13

2．フローボリューム曲線
 PF          (ℓ/s)       9.32
 V75         (ℓ/s)       9.06
 V50         (ℓ/s)       5.46
 V25         (ℓ/s)       1.74
 V50／V25                 1.01
```

図11 呼吸機能検査

不安，焦燥出現し，本人が入院を希望したことから10月28日E病院精神科に入院を依頼した。しかし，11月8日に自主退院し，さらに11月18日再入院した。入院中の12月9日および11日に心理検査を施行した。（以下に示す）

心理検査：(Rorschach, SCT, CMI, バウムテスト)
①自我機能が時に脆弱となり，現実検討が障害されやすい。
②対人不安が強い。
③誇大感が強い。自我の肥大がみられる。
④自己主張欲求（誇大感，身体への固着，衝動性）が先行する。
⑤葛藤，衝動，不安，抑うつの自覚を漠然と持っているが，適切な表現能力を持たない。

　入院中はイライラ感のほかは特に訴えず，喘鳴発作も出現していなかった。12月13日外泊中に予備校で後輩を見かけたとのことで，帰宅途中に喘鳴発作

を起こし，救急車でY病院内科を受診した．来院時，強い喘鳴が聞こえているにもかかわらず，パルスオキシメーターによる酸素飽和度は96％で，静脈注射の針を挿入するやいなや直ちに治まり15分で完全に消失した．1997年1月10日にK病院精神科を退院し，2月8日D病院内科に，発熱もあり急性気管支炎も合併していたことから3回目の入院した．その際，昨年本人が満足して服用した抗アレルギー薬の投与を行ったが，喘鳴発作は出現せず，2週間後その抗アレルギー薬を中止しても，それ以後喘鳴発作は出現しなかった．しかし，3月に突然の腹痛発作を訴えて当院を受診し，D病院内科に精査のため4回目の入院したが，精査の結果，特に異常を認めなかった．その後1998年3月まで，約1年間，少量の抗うつ薬などの薬物療法を併用しつつ，一貫した小精神療法の継続したが，経過は安定しており，一度も喘鳴発作は出現せず，志望大学にも合格した．同年3月末にD病院内科の主治医を受診し，尿量が多いと訴えて検査を希望し，1日だけ検査入院したが，異常のないことの説明を受け，本人はその結果に満足し，4月に大阪に転居した

症例のまとめ：

①15歳時より，多彩な機能性身体症状が続いており，経過中にうつ状態や不安，パニック様発作を認めたが，本態は，身体化障害であると考えられた．

②本例にみられた喘鳴発作は，器質的気道狭窄はなく，喘鳴時，血液ガスは正常で呼吸機能検査において，気管支喘息の診断基準をみたさないことからも，(本例では，気管支鏡，喉頭鏡は施行していないが，)機能性の声帯の閉鎖 Vocal Cord Dysfunction (VCD) による喘鳴発作が考えられた．

③うつ状態が改善傾向を呈した頃，明らかな喘鳴発作が目立つようになった．同時期に，多彩な身体的愁訴は消退し，喘鳴発作に収束したかのようであった．母子葛藤，対人葛藤などの場面で喘鳴発作は出現しやすかった．喘鳴発作は，故意に起こしているようではなく，特に意識して出現している様子はなかった．点滴針を刺すと直ちに喘鳴は消退したり，本人が調べてきて満足して服用した抗アレルギー薬の服用により喘鳴が出現しなくなるなど被暗示性が強い傾向がみられた．

④少量の抗うつ薬，抗不安薬の継続服薬とともに安定した治療関係のなかで小精神療法を継続したところ，約1年間喘鳴発作は出現せず，うつ状態の再燃

もなく順調な経過を送った。

以上から，本例は，長い身体化障害の経過中にVCDの発作が出現し，繰り返していたが，少量の抗うつ薬などの薬物療法を併用しつつ，一貫した小精神療法の継続にて消失したものと考えられる。

II．VCDの最近の知見

VCDに関するBahrainwalaの総説[20]などから，最近の知見について概説する。

1．VCDとは

呼吸中に声帯のparadoxicalな閉鎖によって気管支の閉塞症状を生じることによって特徴づけられる呼吸障害である。症状は，stridorからwheezingまで様々である。そのため，その症状の呼称として，先に述べたようにFactitious Asthma[5], emotional laryngeal wheezing[6], hysterical stridor[7][8], psychogenic stridor[9][10][11], episodic laryngeal dyskinesia[12], paradoxical vocal cord motion[13], Paradoxical vocal cord dysfunction[16], Functional laryngeal dyskinesia (FLD)[17][18]などがあるが，最近の呼吸器関連の文献では，VCDが共通の呼称として記載されることが多い。

2．VCDの頻度

地域一般住民における小児および成人のVCDの頻度は，よくわかっていない。Davidら[16]は，1990年から1997年まで，VCDとして診断された22名の青少年（18歳以下）のうち，18人が女性であったと報告している。また，VCDの患者の生活歴において幼児期の性的虐待を受けたものがいるとの報告がある[22][23]。さらに医療関係者により頻度が高いと報告されている[5][14][23]。

3．VCDと気管支喘息

VCDは，単独でも起こりえるし，また喘息と共存することもある[24]。このVCDと喘息の共存が起こる時，VCDは，実際には，喘息の明らかに反応性の

病態に寄与している。VCD 95名のうち，53名が喘息を共存していたとの報告がある[14]。VCD は，exercise-induced asthma に間違われることがあるが，この場合は，何らかの運動に伴って咳や喘鳴 wheezing などの症状を引き起こす VCD を伴っている[25)26)27]。exercise-induced asthma を呈する VCD の頻度は，正確にはわかっていないが，大学生の運動選手の約3％にみられ，性差はなく，スポーツの種類は関与していないとの報告もある[28]。

4．VCD の病因

VCD は，心理的要因による機能性のものから，心理的要因が関与しない場合まで，幅広い病因によって起こる[15)29]。心理的要因が関与しない場合として，神経疾患や gastroesophageal reflux がある[29]。これらの要因は，心理的要因によって起こる場合と機序が異なると考えられるが，まだよく解明されていない。心理的要因については，うつ病から，不安障害，転換反応まで，様々なものがある[12)30]。初期の文献では，VCD は，転換反応によると記述されていた[31]。しかし，古典的な転換反応が，つねにみられるとは，限らない。転換反応は，一次的あるいは二次的な利得をもつ無意識下の葛藤をつねに基盤にもっている。重要なことは，心理的要因によって VCD が起こる場合には，無意識下で起こるということである。VCD から生ずる症状は，自発的に再現できるものではない。患者が症状を，故意につくっているものではない。心理的要因のトリガーとなるものが，情動ストレスである。しかし VCD の心理的あるいは精神医学的要因は，VCD の中でも機能性におこるものの一部の要因でしかない。VCD は，心理的あるいは精神医学的要因が全くなくとも，多くの器質的要因，器質的疾患によっておこる[21]。非心理的要因のトリガーは，粉塵，喫煙，運動，職業性あるいは大気汚染による刺激物質への暴露，上気道炎などである[14)25]。これらのトリガーは，VCD を引き起こすのではなく，患者の注意を，喉頭部分に集中させることにより VCD に関与していると考えられる[32]。

5．VCD の臨床的特徴

VCD の症状は，気管支の閉塞症状である。すなわち，stridor, wheezing, 咳，息切れなどが，VCD の主要な症状である。まれに頸部痛，嗄声，発声困

難，喉頭部や胸部圧迫感などがある。VCDのstridorは，息切れに伴う場合もあるし伴わない場合もある。時にchronic coughだけが，VCDの症状として，発現していることもある[33]。VCDの症状は，睡眠中に起こることもあり，夜間の咳と睡眠の中途覚醒が報告されている[34]。

VCDの症状が，出現していない時の理学的所見は，異常がない。症状が出現している時の理学的所見は，聴診で，呼気あるい吸気stridorあるいは，wheezingが認められる。High-pitchedのwheezingは，声帯から胸部にかけて聴取されるが，声帯部分や気管支上部に聴診器を置くと最も大きく聴こえる。しかし，wheezingは，かならずしも喉頭部で最も大きく聴こえるわけではないし，しばしばhigh-pitchedではなく気管支喘息のwheezingに擬似していることがある[35]。呼吸障害は，ごくわずかなものから重症なものまでさまざまである[36]。急性の発作の起きるときに頸部が屈曲位をとることもある[7]。上部気管支の閉塞や気管支攣縮があるにもかかわらず，動脈血の低酸素血症は認められない。パルスオキシメーターにおいても正常の酸素飽和度や正常のalveolar-arterial gradient（$<20\,\mathrm{mmHg}$）である[5)10)36]。動脈血CO_2濃度も正常である[36]。胸部X-Pは，正常であり，気管支喘息でみられる明らかなhyperinflationは，認められない。

6．VCDの診断

VCDの診断は，直線的ではないため，疑いを十分持つことが必要である。呼吸困難の程度が，臨床的所見に対して，不釣合いであったり，標準的な治療に対してわずかにしか反応しない時には，VCDの可能性も疑うべきである[37]。

VCDの診断には，呼吸機能検査で，呼気および吸気時のフローボリューム曲線を記録することや喉頭鏡の検査が必要になる。症状のない時のフローボリューム曲線は，正常であることが多い。しかしながら，VCDの23％が，症状のない時でも吸気時のフローボリューム曲線に異常を示す[15]。症状がある時は，吸気時のフローボリューム曲線でattenuationやflattening（top hat）などの古典的所見が認められる[38]。呼気時のフローボリューム曲線は，呼気時に声帯の閉鎖を伴っていた場合，あるいは同時に喘息を併発していた場合には，丸みを帯びた曲線を示す。50％肺活量におけるforced expiratory flowと

forced inspiratory flow（VE_{50}/VI_{50}）の上昇がみられる[38]。FEV_1とピーク時の呼気容量（peak expiratory flow）の比は，呼気性のVCDにおいては，正常である[38]。FEV_1とforced vital capacityの比は，VCD単独の場合は，正常であるが，気管支喘息を伴ったVCDの場合は減少する[28]。スパイロメトリーでの結果が，著しく変化することも診断の手がかりとなる[38]。VCDの診断のgold standardとなるものは，症状を示している時の喉頭鏡検査による声帯のparadoxical movementを実際に視覚的に認めることである。Videolaryngoscopyは，声帯の異常運動が観察されることから，よく使用されることがある。喉頭鏡は，声帯の異常運動を改善してしてしまう可能性のある鎮静や全身麻酔などの処置をしないで，行われるべきである[32]。副交感神経を抑制するipratropium bromideのネブライザーは，声帯の運動に影響を与えるため，避けたほうがよい[36]。吸気時の喉頭鏡の特徴的所見は，声門の前部3分の2は，閉鎖し，声帯の内転により声門後部にダイヤモンド型の隙間を形成する[31]。これらの所見は，VCDの診断基準として記載されている[33)39)]。

しかしながら，声門の隙間は，かならずしも観察されるわけでないため，これがなくともVCDが除外されるわけでない[28]。声門の完全な閉鎖や吸気と呼気のいずれにもおける声帯の内転（biphasic VCD）などの異常な声帯運動も含まれる[25)40)]。呼気時においてのみ軽度の声帯の内転がみられるVCDの場合は，positive end-expiratory pressureを示すため，理学的所見では，気管支喘息として誤診されることがある[25)38)]。喉頭鏡検査の他，StroboscopyやFluoroscopyで，声帯の異常運動をとらえられる[41)42)]。喉頭筋の筋電図も神経性と機能性の喉頭部の障害を区別することができ，今後のVCDの診断のための重要な手段になっていくと考えられる[43]。VCDのエピソードは，間歇的に出現するため，VCDを引き起こす可能性のある運動，メサコリン，ヒスタミンなどによる誘発試験の可能性について記載されている[15)26)28)44)]。しかし，多くのVCDの患者は，なんらかの心理的葛藤によってのみ，VCDが出現する。そのため誘発試験では，誘発されない可能性がある[28]。これらの誘発試験で，患者が，症状を示さない場合に，その時のフローボリューム曲線や喉頭鏡が正常である場合には，強くVCDが疑われる。

7．VCD の鑑別診断

a．気管支喘息の wheeze との鑑別[20]

　VCD が記載された初期の頃は，気管支喘息の擬似症状を示すもの（偽の喘息）として捉えられていた。心理的葛藤をトリガーとして急性に wheeze などの症状が出現し，標準的な気管支喘息の治療に反応しない場合は，VCD を強く疑うべきである。すでに気管支喘息に罹患している患者において，VCD を併発していることを疑うことは，特に困難である。しかし気管支喘息の患者において，発作のパターンがいつもと異なっていたり，症状の性質や重症度が変化している場合や，今まで反応していた薬物治療に反応しない場合は，つねに VCD を併発している可能性を疑うべきである。急性発作の時に正常の酸素飽和度を示し，alveolar-arterial oxygen gradient が正常で，胸部 X-P の透過性の欠如があった場合は，VCD の診断の手がかりになる。

b．VCD の原因となる器質的疾患[29)45)]

　VCD を引き起こす重要な器質的疾患には，次のようなものがある。
①脳幹の圧迫（Arnold-Chiari 奇形，cerebral aqueductal stenosis）
②上位運動ニューロンの障害すなわち脳炎など
③神経核，下位運動ニューロンの障害すなわち筋萎縮性側索硬化症など
④声帯の運動障害すなわち内転性 laryngeal breathing dystonia, myoclonic disorders, Parkinson-plus syndrome, drug-induced brain stem dysfunction）詳細な病歴聴取と神経学的所，Stroboviderolaryngoscopy，喉頭筋の筋電図，頭部 CT，頭部 MRI から，これらの神経疾患を除外し，機能性の VCD と鑑別する必要がある。

c．VCD と gastoresophageal reflux disease（GERD）

　Gastoresophageal reflux disease（GERD）は，VCD を引き起こすと考えられている。GERD は，陰性の吸気性胸郭内圧を増加させるため，VCD を引き起こす可能性がある[29]。VCD をもつ 9 人の小児のうち，8 人に GERD が認められたが，GERD に対する antireflux の治療を行ったが，改善しなかったと

報告されている[46]。またVCDをもつ22人の青少年のうち8人が，interartenoid pachydermaを示し，GERDを伴っていたと報告されている[16]。またVCDをしめす4ヶ月の乳児に2次性のGERDが認められたと報告されている[47]。しかし，この他には，さらなるVCDとGERDとの関係を示す研究は，まだない。VCDが，小児や老人にみられたり夜間にみられる場合には，GERDがあるかどうか検索する必要がある。

8．VCDの治療

a．急性発作時の治療[13]

　静かにさせ，検査（パルスオキシメーターなどによる酸素飽和度）に異常ないことを伝え，患者の恐怖や不安を取り除く必要がある。大きく息を吐かせることは，狭まっている声帯を広げる効果がある。腹部に手を置かせて圧をかけ，咳や呼吸をさせることも効果がある場合がある。Videolaryngoscopyでみとめられる明らかな声帯の異常運動を患者にみせることや大きく息を吐かせることまた腹式呼吸をさせることは，急性の発作を改善させるだけでなく，患者に声門を大きく開かせる呼吸を認知させることは，自分自身の声帯のコントロールを促し，長期的な治療にもつながってゆく。

　鼻カニューラやマスクによる酸素吸入は，急性発作時に有効である。ヘリウム：酸素（70：30あるいは80：20）の混合ガスの吸入は，急性発作を改善する[31][48]。すなわち，ヘリウムは，空気中の窒素濃度よりも薄いため，ヘリウムと酸素の混合ガスは，狭くなった声門を通過する乱気流がより少なくなり，呼吸困難感から，開放されるからである。鎮静薬，睡眠薬，持続性のpositive airway pressureも急性発作に有効である[7][12]。

b．長期的な治療

　機能性のVCDであることの診断が，確立されたならば，長期的な治療を念頭に戦略をたてていく必要がある。しかし，患者の症状について，「症状の原因は，皆，精神的なものからきています。」などの説明は，かえって医師―患者関係を損なってしまい，今後の治療に影響を与えてしまうことがある。声帯

の異常な運動が，ストレスと同時に起こっていることを説明し，患者に共感をもって，ケアにあたることが必要である．また，この声帯の異常運動は，無意識下で起こってしまうため，その運動が起こってしまうことについては，患者は，何ら自分を責めるべきではないことをよく説明することが，最も重要である．VCD について，患者本人や家族がその病態を理解し，受け入れることが，VCD を長期的にコントロールする基盤となる．そして，その上に Speech therapy と精神療法および薬物療法を行う．Speech therapy は，意識下で，喉頭に注意を集中して，腹式呼吸を行い，吸気を呼気の違いを比較させる[31)49)]。腹式呼吸と同時に喉頭部での呼吸の拡大を練習するのに有用である．唇を閉じで，舌を切歯の後部に平らにおき，顎を軽く開いて（歯を食いしばらず），ゆっくりと腹筋を使って吸気と呼気を行う[50)]．これらの speech therapy により，声帯の運動を自分自身でコントロールすることは，VCD の発作が起こるとすぐに，その症状を消退させることに役立つ．機能性の VCD は，心理的葛藤に直面したときにおこることから，speech therapy とともに精神医学的病態に応じた精神療法や薬物療法を併用することが，必要である．Speechtherapy でうまくいかなかった症例に麻酔器を使用して，適切な圧をかけることにより声帯の開放を試みること[51)]や自己催眠[52)]，バイオフィードバック[53)]，Botulinum type A toxin の注射[54)]なども試みられているが，まだ確立した治療ではない．

　おわりに：VCD は，決してまれにみられるものではなく，重要な疾患である．Refractory asthma の鑑別診断の中に含まれるべきものである．10代の女子に多く，気管支喘息に類似した理学的所見を呈することから，不必要な気管支喘息の薬物療法を受け，その副作用も併発してしまうことがある．異常な吸気時のフローボリューム曲線から，VCD が疑われ，喉頭鏡で，声帯の paradoxical movement を呈することから，診断が確定する．機能性 VCD の基盤にある精神医学的病態は，うつ病，不安障害，転換性障害，身体化障害など広範囲のスペクトルにわたる．Speech thrapy とともに，基盤にある精神医学的病態に応じた薬物治療を行うことが必要である．患者とその家族が診断を受け入れ，病態を理解した上でこれらの治療を行うと予後は，比較的良いと報告されている[31)32)]．

以上，VCD の症例呈示と概説を行ったが，気管支喘息，GERD との関係や，基盤にある精神医学的病態との関係においては，まだ多くの問題が残されており，今後さらなる研究の発展が望まれる。

参考文献

1) Dunglison RD：The Practice of Medicine. Philadelphia：Lea and Blanchard, pp 257-258, 1842.
2) Flint A：Principles and Practice of Medicine. Philadelphia：Henry C, Lea, pp 267-268, 1868.
3) Mackenzie M Use of laryngoscopy in diseases of the throat. Philadelphia：Lindsey and Blackton, pp 246-250, 1869.
4) Patterson R, Scahtz M, Horton M：Munchousen'S stridor：non-organic laryngeal obstruction. Clin Allergy, 4：307-310, 1974.
5) Downing ET, Braman SS, Fox MJ, et al：Factitious asthma：physiologic approach to diagnosis. JAMA, 248：2878-2881, 1982.
6) Rodenstein DO, Francis C, Stànescu DC：Emotional laryngeal Wheezing：A New syndrome. Am Res Respir Dis, 127：354-356, 1983.
7) Lund DS, Garmel GM, Kaplan GS, et al：Hysterical stridor：a diagnosis of exclusion. Am J Emerg Med, 11：400-402, 1993.
8) Synder HS, Weiss E：Hysterical stridor：a benign cause of upper airway obstruction. Ann Emerg Med, 18：991-994, 1989.
9) Skinner DW, Bradley PJ：Psychogenic stridor. J Larygol Otol, 103：383-385. 1989.
10) Lacy TJ, McManis SE：Psychogenic stridor. Gen Hosp Psychiatry 16：213-223, 1994.
11) Wereing MJ, Mitchel D：Psychogenic stridor：diagnosis and management. 14：330-332, 1997.
12) Ramirez-RJ, Leon I, Rivera LM：Episodic laryngeal dyskinesia：clinical and psychiatric characterization. Chest, 90：716-721, 1986.
13) O' Connell MA, Sklarew PR, Goodman DL：Spectrum of presentation of paradoxical vocal cord motion in ambulatory patients. Ann Allegy Asthma

Immunol, 74：341-344, 1995.
14) Newman KB, Mason UG III, Schmaling KB：Clinical feature of vacal dysfunction. Am J Respir Cit Care Med 152：1382-1386, 1995.
15) Perkner JJ, Finelly KP, Balkissoon R et al：irritant associated vocal cord dysfunction. J Occup Environ Med 40：136-143, 1998.
16) Powell DM, Karanfilov BI, Beechler KB, et al：Paradoxical vocal cord dysfunction in juveniles. Arch Otolaryngol Head Neck Surg 126：29-34, 2000.
17) Ferris Rl, Eisele DW, Tunkel DE：Functional laryngeal dyskinesia in children and adults. Laryngoscope 108：1520-1530, 1998.
18) Renz V, Hern J, Tostevin P et al：Functional laryngeal dyskinesia：an important cause of stridor. J Laryngol Otol 114：790-792, 2000.
19) Roger G, Denoyelle F, Garabedian EN：Episodic laryngeal dysfunction. Arch Pediatr, 3：650-654, 2001.
20) Bahrainwala AH, Simon MR：Wheezing and vocal cord dysfunction mimicking asthma. Curr Opin Pulm Med 6：26-30, 2000.
21) Goldberg BJ, Kaplan MS：Non-asthmatic respiratory symptomatology. Curr Opin Pulm Med 6：26-30, 2000.
22) Freedman MR, Rosenberg SJ, Schmaling KB：Childhood sexual abuse in patients with paradoxical vocal cord dysfunction. J Nerv Ment Dis 5：295-298, 1991.
23) Thomas PS, Geddes DM, Barnes PJ：Pseudo-steroid resistant asthma. Thorax 54：352-356, 1999.
24) Eishami AA, Tino G：Coexistent asthma and functional upper airway obstruction. Chest 110：1358-1361, 1996.
25) McFadden ER, Zawadski DK：Vocal cord dysfunction masquerading as exercise induced asthma. Am J Respir Crit Care Med 153：942-947, 1996.
26) Morris MJ, Deal LE, Bean DR, et al：Vocal cord dysfunction in patients with exertional dyspnea Chest 116：1676-1682, 1999.
27) Kayani S, Shannon DC：Vocal cord dysfunction associated with exercise in adolescent girls. Chest, 113：540-542, 1998.
28) Brugman SM, Simons SM：Vocal cord dysfunction：don't mistake it for asthma. Physician Sports Med, 26：63-74, 1998.

29) Maschka DA, Bauman NM, Mcmay PB, et al : A classification scheme for paradoxical vocal cord motion. Laryngoscope, 107 : 1429-1435, 1997.
30) Gavin LA, Wamboldt M, Brugman S, et al : Psychological and family characerics of adolescents with vocal cord dysfunction. J Asthma, 35 : 409-417, 1998.
31) Christopher KL, Wood RP II, Eckert RC, et al : Vocal-cord dysfunction presenting as asthma. N Eng J Med 308 : 1566-1570, 1983.
32) Butani L, O'ConnellEJ : Functional respiratory disorders. Ann Allergy Asthma immunol, 79 : 91-101, 1997
33) Murry T : Chronic cough : in search of etiology. Semin Speech Lang, 19 : 83-91, 1998.
34) Reisner C, Nelson HS : Vocal cord dysfunction with nocturnal awakening. J Allergy Clin Immunol, 99 : 843-846, 1997
35) Murray DM, Lawfer PG : All that wheezes is not asthma : paradoxical vocal cord movement presenting as severe acute asthma requiring ventilatory support. Anesthesia, 53 : 1006-1011, 1998
36) Niven R, Roberts I, Pickering CAC, et al : Functional upper airways obstruction presenting as asthma, Respir MED, 86 : 513-516, 1992
37) Niggeman B, Paul K, Keilzer R, et al : Vocal cord dysfunction in three children : misdiagnosis of bronchial asthma ? Pediatr Allergy Immunol, 9 : 97-100, 1998
38) Goldman J. Muers M : Vocal cord dysfunction and wheezing. Thorax, 46 : 401-404, 1991
39) Landwehr LP., Wood RP ll, Blager FB, et al : Vocal cord dysfunction mimicking exercise-induced bronchospasm in adolescents. Pediatrics, 10 : 143-152, 1996
40) Bahrainwala AH, Harrison DD, Simon MR, et al : Vocal cord dysfunction with atypical expiratory flow volume curve. Ann Allergy Asthma Immunol, 80 : 108, 1998
41) Treole K, Trudeau MD, Forrest LA : Endoscopic and stroboscopic description of adults with paradoxical vocalcorddysfunction. J Voice, 13 : 143-152, 1999

42) Hayes JP, Nolan MJ, Brennan N, et al : Three cases of paradoxical vocal cord adduction followed up over a 10 year period. Chest, 104 : 878-880, 1993.
43) Gallivan GJ, Hoffman L, Gallivan KH : Episodic paroxysmal laryngospasm : voice and pulmonary function assessment and management. J Voice , 10 : 93-106, 1996
44) Bucca C, Rolla G, Scappaticci E, et al : Extrathoracic and intrathoracic airway responsiveness in sinusitis. J Allergy Clin Immunol, 95 : 52-59, 1995.
45) Kellman RM, Leopold DA : Paradoxical vocal cord motion : an important cause of stridor, Laryngoscope, 92 : 58-60, 1982
46) Denoyelle F, Garbedian EN, Roger G, et al : Laryngeal dyskinesia as a cause of stridor in infants. Arch Otolaryngol Head Neck Surg, 122 : 612-616, 1996.
47) Heatley DG, Swift E : Paradoxical vocal cord dysfunction in an infant with stridor and gastoresopahgeal reflux. 34 : 149-151, 1996.
48) Martin RJ, Biager FB, Gray ML, et al : Paradoxic vocal cord motion in presumed asthmatic. Semin Respir Med, 8 : 332-337, 1987.
49) Pitchenik AE : Functional laryngeal obstruction relieved by panting. Chest, 100 : 1465-1467, 1991.
50) Pinho SMR, Tsuji DH, Sennes L, et al : Paradoxical vocal cord fold movement : a case report. J Voice, 11 : 368-372, 1997.
51) Archer GJ, Hoyle JL, McCluskey A, et al : Inspiratory vocal cord dysfunction : a new approach in treatment. Eur Respir J, 15 : 617-618, 2000.
52) Smith MS : Acute psychogenic stridor an adolescent athlete treated with hypnosis. Pediatrics, 72 : 247-248, 1983.
53) Altman KW, Mirza N, Ruiz C, et al : Paradoxical vocal fold motion : presentation and treatment options. J Voice, 14 : 99-103, 2000.
54) Garibald E, LaBlance G, Hibbett A, et al : Exercise induced paradoxical vocal cord dysfunction : diagnosis with videostroboscopic endoscopy and treatment with closturidium toxin. J Allergy Clin Immunol, 91 (A 236) : 200, 1993.

第4章 慢性閉塞性肺疾患

慢性閉塞性肺疾患（chronic obstructive pulmonary disease：COPD）はゆっくりと進行し，不可逆的な変化をもたらすものであり，患者の対応には心身医学的な配慮が必要である。先進国においては今後社会の高齢化とともに増加することが予想されている。

I．慢性閉塞性肺疾患（呼吸器病学的立場から）

1．慢性閉塞性肺疾患の定義

COPDとは，慢性気管支炎，肺気腫または両者の併発により惹起される閉塞性換気障害を特徴とする疾患である。通常，COPDによる閉塞性換気障害は，ゆっくりと進行し，不可逆的でる。閉塞性換気障害は，慢性気管支炎による気道病変と肺気腫に起因する肺胞病変とがさまざまに組み合わさって生ずるものである[1]。これは，ガイドライン（日本呼吸器学会）のCOPDの定義の一部である。COPDの疾患概念は変化しており，気管支喘息，びまん性汎細気管支炎，閉塞性細気管支炎なども気流閉塞を示すが，COPDには含まれない。COPDは気流閉塞のある肺気腫患者と慢性気管支炎患者あるいは両者の合併した患者に対してつけられる診断名である。

2．診　　断

COPDの診断基準もガイドラインには示されており，病歴，身体所見，胸部画像所見，呼吸機能スクリーニング検査，呼吸機能精密検査所見により診断される。

3. 治療と管理

　COPDの治療と管理に関して，患者に対しては慢性疾患であること，かつ不可逆性であること，および増悪因子を避けることが重要であることを説明する。その上で，禁煙，呼吸器感染症の予防，治療が確実であること，可能な範囲で適度な運動，十分な栄養・睡眠，在宅酸素療法，急性増悪の徴候の理解，早期受診を確認する。治療として，薬物療法，酸素療法，換気補助療法（人工呼吸療法），肺減量手術や肺移植などの外科療法，包括的リハビリテーション，栄養管理，患者教育などがあげられる。これらは慢性期の治療である。急性増悪の際には入院管理が必要となる。

　以上COPDの定義・診断・治療と管理について述べたが，細かくは呼吸器病学の成書を参考にしていただきたい。

II. 慢性閉塞性肺疾患患者に対する心身医療

　COPD患者に対する心身医学的な配慮はガイドラインでもCOPDの治療と管理上，患者教育（心理的・社会的支援）の必要性が述べられていることからも明らかである。同様に米国胸部学会[2]および欧州呼吸器学会[3]のCOPDガイドラインでも心理社会的支援の必要性にふれている。またCOPDは進行すれば呼吸不全となり，さらに心身医学的配慮が必要となる[4]。

　心身医学的アプローチを実践するためには，呼吸器病学的な診断・治療・管理が十分に行われていることが前提であり，心身医療は，身体的側面に対する配慮と同時に心理・社会的側面にも働きかけることである。

　吾郷[5]によると呼吸器疾患の発症と経過に関与しうるストレッサーとして物理的ストレッサー，化学的ストレッサー，生物学的ストレッサー，心理的ストレッサー，社会的ストレッサーがあげられている（表7）。

　そこで患者に対する対応として，症状の増悪にさまざまなストレッサーが関与していることを理解してもらうことが必要である。COPDに影響を与えるストレッサーに対しどのように対処していたか，それが適切であったか，適切でなければどのように対処すればよいかを助言し指導する。ストレッサーに気づいていなければ身体面だけでなく，心理・社会的側面からも見直し，スト

表7 呼吸器疾患の発症と経過に関与しうるストレッサー

1．物理学的ストレッサー：冷房，寒冷，温度・湿度，気圧の変化など
2．化学的ストレッサー：たばこ，排気ガス，アルコール，薬物など
3．生物学的ストレッサー：微生物（細菌，ウイルスなど），花粉，食物など
4．心理的ストレッサー：不安・恐怖，怒り，憎しみ，劣等感，罪悪感などとこれらの感情を引き起こす心理的刺激
5．社会的ストレッサー：受験，就職，配転，昇進，定年，結婚，離婚，住宅ローン，法律上の問題など

レッサーに対する気付きを高める。ストレッサーへの対処法，ライフスタイルの見直しをし，COPDが増悪しないような方向へ修正する。以上のことが勧められている。

心身医学的な配慮が必要な項目は，その多くが慢性呼吸不全で必要とされる項目と重複する。ここでは①感染とストレス，②喫煙の影響，③患者教育と心理社会的問題点について述べる。

1．感染とストレス[6]

呼吸器感染症の予防がCOPD患者の治療管理にとって重要であることはいうまでもない。感染は細菌やウイルスなどの病原体（生物学的ストレッサー）により，生体防御が破綻することで成立する。心身の疲労時に感冒にかかりやすいことはよく経験するところであるが，Holmes[7]らの心理社会的ストレッサーと疾患の関係，McClellandらのストレスと上気道感染の報告[8]，Dorianら[9]，木原[10]らのストレスと免疫能の報告などがあり，生体防御に影響を与える心理・社会的ストレッサーに対する配慮が必要である。

2．喫煙のCOPDに対する影響

COPDの病因となり得るものとして喫煙があげられている。禁煙を指導するには喫煙をニコチン依存症（国際疾病分類：ICD-10，DSM-IV）として理解していることが必要である。その治療には，禁煙指導や行動療法および薬物療法が用いられている。

1）喫煙における精神依存と身体依存について

　ニコチン依存とは喫煙によりニコチンをくり返し摂取しているうちに，ニコチンに対してやむにやまれぬ欲求が生じ（精神依存），喫煙行動のため健康なライフパターンが障害された状態のことである。ニコチンの中断に際し離脱症状が出現する（身体依存）。

2）ニコチン依存成立の要因

　ニコチン依存が成立する要因として，①個体の要因，②薬物の特性，③環境要因がある。

　①個体の要因

　個体の要因として遺伝素因，薬物感受性，性別，職業，性格特性，心理状態などがある。

　②薬物の特性

　薬物の特性として精神作用物質，依存形成物質がある。

　③環境要因

　環境要因には家庭環境と社会環境があり，家庭環境には養育環境，養育態度，ストレス，経済状態が，社会環境にはたばこ入手難易度，就学・就労状況，仲間集団，不安，ストレス，経済状態などがあげられる。

3）ニコチン依存の形成過程

　喫煙習慣のレベルとして初期使用，反復使用，強迫的使用があり，それぞれのレベルで促進因子と抑制因子が関与する。促進因子には好奇心・仲間意識，報酬効果，（快気分，不安・ストレス解消）があり，抑制因子にはモラル・社会的自我，家庭・健康問題が関与している。

　たばこの依存形成過程には①喫煙開始，②喫煙継続，③禁煙，④再煙がある。喫煙時期別の心理的要因として，①喫煙開始の際には促進因子として，好奇心，反抗心，不安，緊張感，大人へのあこがれ，友人の喫煙，親・兄弟の喫煙，入手の容易度が関与する。抑制因子には仲間・家庭の非喫煙，健康の意識，学校・職場の態度，心理的安定感，不快体験（ニコチン）がある。また②喫煙継

続には，促進因子として快体験，鎮静効果，刺激効果，離脱症状の回避，ストレス，不安・緊張感があり，抑制因子には健康の意識，社会的圧力，家族・同僚への影響（受動喫煙），心理的安定感，セルフコントロール能力がある。④再煙の心理的要因には，ストレス，気分転換，周囲の喫煙，病気，体調の回復，飲酒，食事があげられている。

4）喫煙者の心理的問題について

Eysenk, H.J.[11]，小田 晋[12]，大原健士郎[13]らは喫煙者や禁煙者のパーソナリティーについて報告している。喫煙者は一般に，外向的，神経症的で緊張感が強く，反社会的傾向を認めることも多い。MPI，CMIの結果からは禁煙脱落群は禁煙群より神経質得点が高い傾向にあった。禁煙群は脱落群より相対的に情緒的に安定している。脱落群は不安の身体的表出を示す得点が有意に高かった。CMIのL尺度（不規則な生活態度や心理社会的ストレスの存在を示す）では，脱落群は禁煙群に比べ得点が高かった。

たばこ退薬症候群（ニコチン退薬（離脱）症候群）とは習慣喫煙者が突然喫煙を中止すると，適応の裏返しとして様々な機能失調が出てくる。この症状はたばこをやめてから1，2週目くらいに強く出て，だいたい2～4週間以内には消えてゆく。（ただし個人差もおおきい）

5）治療

退薬症候はたばこへの精神的依存を強め，再喫煙の誘因になることが多い。そのためいかに退薬期を乗り切るかが，ニコチン依存症治療の最初の課題となる。

治療には行動療法が用いられ，嫌悪療法，自己統制法，刺激統御法，ストレス対処法などがある。随伴症の管理にニコチン漸減法が用いられる。薬物療法としては置換療法（ニコチンガムなど），ニコチン拮抗剤による治療がある。

禁煙を望むすべての人々が1つの方法で達成できるわけではない。何回か失敗しながら徐々に成功へ向かうので，1回の試みだけで落胆する必要はない。一般には退薬症候が少ないことやストレスに対処できる条件（生活にゆとりがあるなど）があることが禁煙成功の鍵になる。

3. 患者教育や抑うつなどの心理・社会的問題点

　ガイドラインにも記載されているように，経過が長いCOPDの治療には，患者および家族の教育が重要であり，家族の協力も必要である。COPD患者にはうつ傾向を認めることが多く，自覚症状の増悪や治療に悪影響を及ぼしている。ときに心理療法や薬物療法などの心身医学的・精神医学的な治療が必要となる[14]。慢性閉塞性肺疾患患者の心理・社会的問題点は慢性呼吸不全患者の問題点と同様であり，慢性呼吸不全の項目で詳細に述べることとする。

III. 慢性閉塞性肺疾患のQuality of Life（QOL）

　疾患特異的なQOL調査票（評価票）としてChronic Respiratory Disease Questionnaire（CRQ）[15]，St. George's Respiratory Questionnaire（SGRQ）[16]などがある。QOLに関しても慢性呼吸不全の項目で詳細に述べることにする。

参考文献

1) 日本呼吸器学会COPDガイドライン，COPD（慢性閉塞性肺疾患）診断と治療のためのガイドライン，日本呼吸器学会COPDガイドライン作成委員会編．第1版，メディカルレビュー社，東京，1999
2) ATS（米国胸部学会）COPDガイドライン，COPD（慢性閉塞性肺疾患）の診断・管理基準，泉孝英監修．ライフサイエンス出版，東京，1996
3) ERS（欧州呼吸器学会）COPDガイドライン，COPD（慢性閉塞性肺疾患）の適切な評価と管理，泉孝英監修．ライフサイエンス出版，東京，1996
4) 村松芳幸：在宅酸素療法患者における心身学的検討．日本胸部疾患学会雑誌，32：293，1994
5) 吾郷晋浩：臨床場面からみたストレス，呼吸器科の立場より，ストレスの仕組みと積極的対応．（佐藤昭夫，朝長正徳編集）：PP 312，藤田企画出版株式会社，弘前市，1991
6) 佐藤昭夫，朝長正徳編集：ストレスの仕組みと積極的対応．藤田企画出版株式会社，弘前市，1991

7) Holmes, T.H. et. al.：Am. Assoc. Adv. Sci., 9：161, 1973
8) McClelland, D.C. et. al.：J. Abnorm. Psychol., 91：61, 1982
9) Dorian, B.J. et. al.：Psychosom. Med., 48：304, 1986
10) 木原廣美：呼吸器心身症研究会誌, 6：21, 1989
11) Eysenk, H.J. et al.：Smoking and Personality. Br. Med. J. 5184：1456, 1960
12) 小田　晋, 他：喫煙と性格特性. 臨床精神医学, 20：709, 1991
13) 大原健士郎, 他：喫煙と心理性格特性・禁煙持続の背景
14) 江頭洋祐：慢性肺気腫への心身医学的アプローチ. 日本胸部疾患学会雑誌, 25：297, 1987.
15) Guyatt GH, Berman LB, Townsend M, et. al.：A measure of quality of life for clinical trials in chronic lung disease. Thorax 42：773, 1987
16) Jones PW, Q"uirk FH, Baveystock CM, et al：A self-complete measure of health status for chronic airflow limitation. The St. George's Respiratory Questionnaire. Am Rev Respir Dis 145：1321, 1992

第 5 章 慢性呼吸不全

　慢性呼吸不全患者は，進行する呼吸不全により種々の能力が障害され，活動性も障害される。具体的には，日常の基本的な作業能力や知的機能の低下，感情面の障害[1]さらにレクレーション活動への参加制限など社会活動性の障害が見られ，生活の質 Quality of Life (QOL)[2]が低下する。また，安定期にある慢性呼吸不全の場合，その基礎疾患を治癒せしめることが不可能であることが多く酸素吸入による低酸素血症の改善が治療の基本となる。そのため，在宅酸素療法（Home Oxygen Terapy (HOT)）を受けている場合は，酸素に依存する生活を強いられ，その障害は大きくなる。呼吸困難などの呼吸不全症状が増悪して，入退院を繰り返す場合には，患者は進行する肺病変を認識し，酸素に依存する生活を強いられる事態に直面する。このようなストレス状況下にある患者を長期にわたって管理するためには，患者のQOLの低下を防ぐことが重要である。そのためには，呼吸管理以外に，心理社会的側面に対するきめ細かい心身医学的配慮が必要である[3]。以上のことから，慢性呼吸不全の心身医学的診断と治療に関して，単に生命予後を改善するばかりでなく，QOLの向上を目指すアプローチを示す。

I. 慢性呼吸不全（呼吸器病学的立場から）

1. 慢性呼吸不全の定義

　「原因のいかんを問わず動脈血液ガス，とくにO_2とCO_2が異常な値を示し，そのために生体が正常な機能を営み得なくなった状態である[4]。」と呼吸不全は1975年の日本内科学会のシンポジウム「慢性呼吸不全」で，笹本，村尾によって定義されている。
　わが国の厚生省呼吸不全調査研究班では，次のように呼吸不全と準呼吸不全

表8　呼吸不全の診断基準

I　室内気吸入時の動脈血 O_2 分圧が 60 Torr 以下となる呼吸障害またはそれに相当する呼吸障害を呈する異常状態を呼吸不全と診断する。
II　呼吸不全を動脈血 CO_2 分圧が 45 Torr を越えて異常な高値を呈するものと然らざるものとに分類する。
III　慢性呼吸不全とは，呼吸不全の状態が少なくとも1ヵ月間持続するものをいう。

さらに Pa_{CO_2} の程度により下記に分類される。
1）I型呼吸不全（Pa_{CO_2} が 45 Torr 以下のもの）
2）II型呼吸不全（Pa_{CO_2} が 45 Torr を超えるもの）
呼吸不全の状態には至らないが，室内空気吸入時 Pa_{O_2} が
60 Torr 以上で 70 Torr 以下のものを準呼吸不全とする。

の診断基準が定められている[5]（表8）。

2．慢性呼吸不全の呼吸器病学的診断

慢性呼吸不全の定義，診断基準からわかるように慢性呼吸不全の診断には血液ガス分析が不可欠となる。しかし，血液ガス分析が不可能な場合は経皮的動脈血酸素飽和度を用いることもあるが，臨床症状，理学的所見，呼吸機能などからのアプローチが必要となる。

1）臨床症状

呼吸困難が最も代表的な症状であるが，Fletcher-Hugh-Jones 分類，Borg category scale，visual analog scale などが呼吸困難の評価方法として用いられている。頭痛，体動の制限，チアノーゼ，錯乱などの低酸素血症にもとづく症状，また頭痛，めまい，意識障害，高血圧などの高炭酸ガス血症にもとづく症状が認められる。

2）理学的所見

呼吸パターンの異常，浅速呼吸，下顎呼吸，起座呼吸，HOOVER 徴候，睡眠時無呼吸などがあり，さらに呼吸数，脈拍数，浮腫，頸動脈怒張，肝腫大，

チアノーゼ，バチ指，胸郭形態の異常の有無に注意をする必要がある。

3）検査

呼吸機能検査は呼吸不全の診断のみではなく，病態把握，治療効果の判定，呼吸リハビリテーションの経過観察のために必要である。スパイロメトリー，血液ガス分析を行い，次のステップの検査を行ってゆく[6]。さらに，運動負荷試験（漸増運動負荷試験，10（6）分間歩行試験），睡眠時呼吸障害検査，ドップラー心エコー検査，胸部CT検査，栄養評価などの検査も必要である。

3．慢性呼吸不全の呼吸器病学的治療

慢性呼吸不全の基礎疾患として肺線維症，ブラ，気管支喘息，気管支拡張症，COPD（慢性肺気腫，慢性気管支炎），び漫性汎細気管支炎，肺結核後遺症，胸膜胼胝，胸郭疾患，神経・筋疾患，原発性肺胞低換気症などさまざまなものがあげられる。在宅酸素療法に導入される割合では，COPD，肺結核後遺症，間質性肺炎・肺線維症，肺癌が多い。

基礎疾患の管理として，薬物療法，運動療法，呼吸リハビリテーション（肺理学療法），酸素療法（在宅酸素療法を含む），在宅人工呼吸療法（非侵襲的陽圧呼吸：non-invasive positive pressure ventilation (NPPV))，胸腔鏡下レーザー治療，Volume reduction surgery，栄養管理などの治療が行われる。

以上身体的側面（呼吸器病学的立場）から慢性呼吸不全の診断，治療の概要を述べたが，詳しくは呼吸器病学の成書を参照していただきたい。

II．慢性呼吸不全患者に対する心身医療

慢性呼吸不全の発症および経過における心理・社会的因子の関与について述べる。慢性呼吸不全の原因となる基礎疾患は前述のように非常に多い。気管支喘息，肺癌についての発症や経過に関与する心理・社会的因子については，本著の気管支喘息の項目および本シリーズの「がん患者の心身医療」を参照していただきたい。慢性呼吸不全の基礎疾患としてCOPDや肺結核（後遺症）である患者が多いが，これらの発症に関与する心理・社会的因子については今ま

でのところ COPD の項目で述べたストレスと感染，喫煙が重要であると思われる。

慢性呼吸不全患者に対する心身医療として重要なことは，進行性の疾患であり，そのために心理・社会的因子がその経過に大きな影響を与えることである。本項目では，呼吸不全の経過に影響を与える心理社会的因子についてその問題点と診断および治療について述べる。

1．慢性呼吸不全患者の心理・社会的な側面について

心理・社会的側面に関しては次に述べるような面接，心理テストなどで得られたものが報告されている。

1）臨床症状および問題点

a) Cornell Medical Index（CMI）による調査－自覚症状について－

大気吸入下 Pa_{O_2} 値で有意差を認めなかった HOT 患者 28 名と非 HOT 患者 10 名（非 HOT 患者とは呼吸不全および準呼吸不全患者で在宅酸素療法を受けていない患者である）で CMI による自覚症状の調査を行った。その結果，呼吸器系，心臓脈管系，筋肉骨格系で，有意に HOT 患者の自覚症状は低下していた[7]。我妻[8]らも，酸素吸入群と非酸素吸入群の間で，呼吸困難の程度に差が認められたと報告している。この結果は，HOT の有用性を示すと同時に，HOT 導入にあたっては，Pa_{O_2} 値のみではなく，循環不全，運動能力の低下などによる自覚症状の増悪やその訴え方も深くかかわっていることが考えらる。

当然のことながら，慢性呼吸不全患者では，呼吸・循環系症状が多く，さらに疲労度や疾病頻度の項目でも高得点となっていた[9]。したがって，これらの項目の合計が多くなることは必然的である。慢性呼吸不全患者の心理調査として CMI を用い，深町法による神経症の判定を行っている文献もみられるが，上記のことを考えると，その評価は注意深く行なわれるべきであると考えられる。

b) 咳嗽と心理状態[10]

　咳は，繊毛運動で除去できない気道内の異物や分泌物を除去するための防御反射である。また，咳には，上位中枢の影響が強く，咳を自分の意志によって起こしたり，ある程度まで抑えることができる。そのため，咳嗽は，その背景にある基礎疾患と同時に，心理的側面についても配慮して考える必要がある。慢性呼吸不全および慢性準呼吸不全患者51例に，心理テストを行い，咳嗽と基礎疾患および各心理状態との関係を検討し，次のような結果を得ている。咳嗽という症状は，基礎疾患よる影響が大きく，心理的因子と有意な関係を示すことはなかった。しかし，よく咳ばらいをする症例の方が，状況不安の得点が高い傾向が認められた。したがって，咳嗽に対しては，身体的治療と同時に心理的側面についても注意を払う必要があると考えられる。

2）抑うつ状態と不安について

　欧米では，身体的側面のみでなく，心理社会的側面からのきめ細かい配慮がなされ，心理社会的に検討した報告も多く認められる。

　Dudley[11]らは，抑うつ状態と不安を強調している。Light[12]，永田[13]らは，健常人に比べ，慢性呼吸不全患者は抑うつ状態が多く認められるが，不安状態はあまり認められないと述べている。

　同一症例における心理的な変化についての報告は，1年間の経過を追った報告[14]があるのみである。われわれの4年間の調査[15]では，抑うつ状態は症例の16.6～36.4％に認められた。また，状況不安を示した症例は0～27.3％，特性不安を示した症例は0～45.5％であった[16,17]。抑うつ状態に比べ，不安を示す症例は比較的少なかったが，これはAlexithymiaが影響しているためと考えられた。

　抑うつ状態は，進行してゆく肺病変を自覚して行くなかで，QOLの障害に伴うものと考えられる。また，Borak[18]らは，患者は自己評価が低く，治療効果を信じていないと報告している。導入1年後から2年後，3年後，4年後とも抑うつ状態を示した症例では，自宅訪問による調査で，家庭内にも問題がみられた[7]。

3）Alexithymia（アレキシサイミア）について

Alexithymiaとは，心的葛藤の言語化が困難であること，情動を感じとることや言語表現が制限されていること，感情表出せず，面接者との交流が困難であることなどのような特徴を示す心理状態である[19]。

われわれの調査[17]ではMMPI-Alexithymia Scale（MMPI-AS）で29.4％，SSPS-Rで48.6％，TASで75.0％と，高率にAlexithymiaが認められた。しかし，MMPI-AS，SSPS-R，TASのいずれの心理評価尺度でも，Alexithymiaと認められた症例は11.5％であった。また，MMPI-Alexithymia Scale（MMPI-AS）の結果では在宅酸素療法導入後徐々に改善しており，HOT患者のAlexithymiaは二次性のAlexithymia[20]である可能性が考えられた[21]。

4）その他の心理的問題について

抑うつ，不安，Alexithymia以外の精神症状として，身体に対するこだわり，ヒステリー，猜疑心，怒り，否認，攻撃性などの心理状態も報告されている。また，somatosensory amplification（身体感覚の増幅）[22]が呼吸困難感に関与していることが認められている。リハビリやリラクゼーションによる呼吸困難感の改善とsomatosensory amplificationの改善が報告されている[23]。

5）自我状態について[24]

自我状態を示すECLは，女性において，非HOT患者が，HOT患者に比べてより強い過剰適応状態にあるという結果が得られた。このことは，慢性呼吸不全患者が失感情症になり易いということを示唆し，一方で，酸素療法がAlexithymiaを変えていく効果のあることが推定された[21]。

6）呼吸不全患者のバウムテスト（投影法）による心理評価[25]

バウムテストで絵の全体像からみた評価では，健常群に比べHOT群および非HOT群すなわち呼吸不全および準呼吸不全患者群でサイズの小さい，貧弱な樹木が，有意に多く認められた[26]（図12）。この事は，自己抑制，劣等感，抑うつ感，無力感を示す症例が呼吸不全および準呼吸不全患者に多いことを意味している。また絵の内容からの評価では，盆栽や支柱のある絵が呼吸不全お

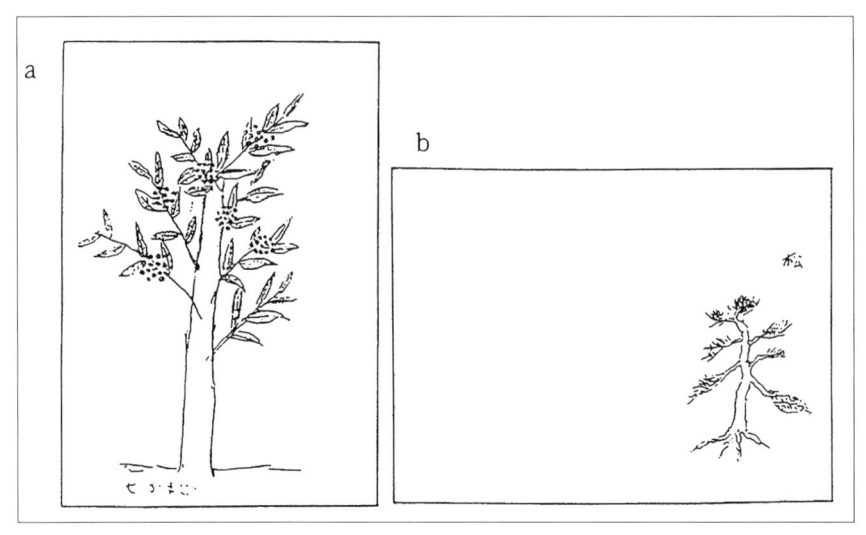

図12 バウムテスト

よび準呼吸不全患者に有意に多く認められ，不安定感，安定への強い要求，無意識の衝動への防衛がうかがわれる．また，HOT導入後の期間が長いほどバウムテスト・チェックリスト[27]による空間利用の項目の得点が有意に多くなった．一般に，描画像のサイズは被検者の環境との関係を示し，自尊心，自己拡大の要求，活動性，感情状態を表すと考えられている．そこで，空間利用が多くなることは，自分本来の欲求を主張し，活動性が改善し，感情状態も豊かになるとことと考えられる．このことは質問紙法で，HOT導入後，経年的にAlexithymiaが改善することを裏付けるものと思われ，HOTの心理・社会面における有用性を示すものと考えられた．

7) 臨床検査成績と心理的因子の関連性

臨床検査成績と心理的因子の間では，Pa_{O_2}と抑うつ状態に負の相関が認められ[6]，Heaton[14]，Petty[28]らの報告と一致している．これはKrop[29]が報告しているように，酸素吸入が抑うつ状態の改善に有効であることを示唆している．さらに，Lahadensuo[30]らは，若年者ほど抑うつ状態に酸素が有効であったと報告している．われわれの調査[31]では，年齢が低下するほど抑うつ状態が高い

傾向にあり，酸素吸入をできるだけ早めにするなどの配慮が必要であると思われた。

　状況不安とPa_{CO_2}がHOT導入1年目に正の相関を示し，それがHOT導入後2年目にも認められた[7]。これは，HOT導入初期には不安や抑うつなどの心理的因子に対して，他の因子に比べて，Pa_{CO_2}やPa_{O_2}などの生理学的因子がより大きく影響していることを示している。HOT導入3年後，4年後にこの相関関係が認められなくなった理由は，長期になると，生理学的因子よりも家庭環境や経済問題などの社会因子がより強く影響を与えていることが考えられる。STAI-1とPa_{CO_2}の関係については，菅原[32)33)34)]らが，慢性気管支炎の症例において，負の相関を示したと報告しているが，永田[35]らは，慢性閉塞性肺疾患の患者で，このような関係を認めなかったと述べている。しかし，呼吸調節と心理的因子との関連性についての報告[36)37)]もあり，呼吸と心理的因子の間には何らかの関わりがあると思われる。さらにHOT患者の平均年齢は70歳代前半であり，脳の器質的な変化が呼吸および心理に関与していることも十分に予測される。そのため脳の器質的な変化が，心気症状の一因となっている可能性もあると思われる。今後，より症例を重ねて検討すべき課題であろう。

　CMIの呼吸器系自覚症状とΔPa_{O_2}（酸素吸入下Pa_{O_2}－大気吸入下Pa_{O_2}），Pa_{CO_2}およびpHとが相関しており[7]，自覚症状をコントロールする指標としての血液ガス分析の有用性が確かめられている。

8）社会的問題について

　われわれの調査では，社会・経済的因子で，家族との関係，生活環境の程度，仕事，医療費の問題が，QOLに影響していた[15]。

2．心身医学的診断

　今まで述べた心理・社会的問題点を考慮しながら身体医学的診断と同時に，基礎疾患の発症や慢性呼吸不全におちいった経過および慢性呼吸不全の経過を心身両面から検討することにより心身医学的診断はなされる。慢性呼吸不全患者に対して前述の慢性閉塞性肺疾患の項目で述べた各ストレッサーが関与している可能性を検討する。その際注意を要することがある。特に心理・社会的ス

トレッサーをとらえようとする時,「心の問題,気持ちの問題」という言葉で,患者の人間的価値観を減じてしまうニュアンスを含むことがあるため配慮が必要である。これらの情報は非常にプライベートなことであり,患者と医師の間に良好なパートナーシップが確立してから得られることもある。そのため,患者にとって話したくないところは話さなくてもよいという保証が必要である。

　心理社会的ストレスの関与の有無と心理的側面の評価は,主に医療面接や行動観察によってなされるが,患者の同意が得られれば補助的に心理学的検査が併用されることが多い。

　以上のような心身医学的診断として,医療面接,心理テスト（自己記入式質問票,投影法）があるが,これ以外にも自律神経機能を中心とした生理学的検査,ホルモン検査などの血液学的検査などがある。われわれの調査では,慢性呼吸不全患者の血中コルチゾールや乳酸値と心理テストの結果には有意な関係は認められなかった[7]。ここでは医療面接,心理テストを中心にのべる。

1) 医療面接[38]：患者への接し方

a) 患者ー治療者関係の取り方

　一般的な心得として,室内の設定,椅子の配置などにも配慮が必要である。室内に入った最初の印象からすでに患者ー医療者関係が始まっている。個室が望ましく,プライバシーが保たれていることは最低限必要である。椅子の位置（90度法）にたいする心配り,治療者と同じ椅子（低い背もたれ）を用いることも必要である。

b) 面接の始め方

　患者にリラックスさせ,患者が話すことの秘密が守られることを保証する。なるべく治療者は患者の話をさえぎらないようにし,傾聴を心がける。すなわち,治療者はできるだけしゃべらず,患者の話を聴こうとする姿勢をしめし,聴くことに没頭することである。

c) 治療者の態度

言語的なコミュニケーションだけではなく，姿勢やまなざし（アイコンタクト），適度な頷きやあいづち，表情などの非言語的コミュニケーションにも注意を払う．

d) 面接の進め方

傾聴し，共感すなわち患者の感情に対する理解を本人に伝えることは重要である．共感を伝える技法には，反映，正当化，個人的な支援，協力関係，尊重がある．具体的な対応としていくつかあげてみる．

・沈黙の扱い方：患者が沈黙するとき，さけたい話題や患者自身が扱いかねている問題に触れた場合などであり，沈黙した理由やきっかけを考えることが大切である．

・話しすぎる患者の場合：要約をはさむ．脱線した話を本来の問題に立ち返らせる．問題を整理し，その日に扱う問題をしぼる．

・患者の話を明確化する．患者が話した内容を繰り返したり，要約する．患者の話を正しく理解していることを伝える．患者自身に話した内容を改めて考えてもらう機会をつくる．

・患者の話題からある言葉を選んで強調する．患者が話した「事実」に応答するか，「情緒」に応答するかによって面接の流れが変わる．

・患者がすでに話した内容と矛盾した事実や情緒を話した場合：矛盾していることを質問形式で伝える（直面化）．これは面接がある程度進んだ段階で使用される技法である．これにより，患者自身の複雑な情緒，混乱した思考，認知の歪みなどに気づく効果がある．

・患者の話の内容に込められている情緒を伝える．患者はさまざまな言語的，非言語的な表現で治療者に伝えようとしており，その情緒の内容も複雑なものが多い．それゆえにこの応答の仕方は非常に難しいが，治療者が適切に伝えることができると患者－治療者関係の確立につながる．

・面接中の記録は患者の前では簡単なメモ程度にしておき，後に改めて詳しく記録する．

・抑うつ的な患者に対しては性急な返答を要求せず，相手の思考のテンポに

合わせてゆっくり話すのがよい。患者にとって面接が負担となると思われるときは最小限にとどめ，必要な情報は家族から聞く。

2）心理テスト[39)40)]

a) 抑うつと不安の評価

　慢性呼吸不全の精神症状として抑うつ状態と不安状態が主要なものであり，これらの評価として，次のような自己評価尺度が用いられている。抑うつ状態に関しては，Self-rating Questionnaire for Depression (SRQ-D), Self-rating Depression Scale (SDS) などがある。それぞれの質問票の内容を検討するとSDSには性欲に関する質問項目があり，特に高齢者の呼吸不全患者では答えてないことが多い。またSDSは高齢者で得点が高くなることが知られている。そのため，高齢者の多い呼吸不全患者における抑うつの調査にわれわれはSRQ-Dを用いた。また不安状態に関しては，State-Trait Anxiety Inventory (STAI), Manifest Anxiety Scale (MAS) などがよく用いられる。

　これらの自己記入式質問票は身体的に健在な場合用いられていたものであり，慢性呼吸不全のように身体疾患を持ち，その症状が抑うつ，不安状態と類似するため，高得点を示すことがあり注意を要する症例も認められる。そのため，Hospital Anxiety and Depression Scale (HAD)[41)]などを用いることもあるが，われわれの調査では，身体症状を除外した抑うつ尺度とSDSで有意な正の相関[42)]を認めており，SDSによる評価も注意して用いれば有用であると考えられる。

b) Alexithymia（アレキシサイミア）の評価[43)]

　Alexithymiaに関しては，Toronto Alexithymia Scale (TAS), Revised Schalling-Sifneos Personality Scale (SSPS-R), Minnesota Multiphasic Personality Inventory Alexithymia Scale (MMPI-AS) などがよく用いられるが，TASとSSPS-Rには有意な相関があるが，MMPI-Alexithymia Scale (MMPI-AS) の間には有意な関係は認められず，MMPI-ASはAlexithymiaとは異なるものを表現するとした報告[44)]もあり，使用に際して注意を要する。

表9 Somatosensory Amplification Scale (SSAS) 日本語版[45]

1. だれかが，咳をすると自分も咳をしてしまいますか？
2. 空気中の煙やスモッグや汚染物質などにがまんができませんか？
3. 自分の身体の内部に起こったいろいろなことに，しばしば気がつきますか？
4. 打ち身をすると，いつまでも目立っていますか
5. 突然，大きな物音がした場合，実際に悩まされることがありますか？
6. 時々，自分の中で，自分の脈や心臓の鼓動が脈打つのを聞くことはできますか？
7. 暑すぎたり，寒すぎたりするのが，嫌ですか？
8. 空腹による胃の収縮に敏感ですか？
9. 虫さされやとげなどのささいなことでさえ，とても悩まされることがありますか？
10. 痛みに対してがまんが強いほうですか？

(第10項目は逆転項目である)

c) Somatosensory amplification の評価[45]

somatosensory amplification は，自分が体験する不快な身体感覚の強さに関する概念である。すなわち，正常範囲をこえて，①身体に対する過剰な警戒，注意や詮索をする傾向，②比較的弱い不定期に出現する特定の感覚に対して注意をむける傾向，③内臓感覚や体性感覚を，普通の人が受けとめるよりも異常で病的なものとして評価する傾向などを特徴とする。この傾向は生下時からの性質および幼少時の発達成長過程で学習された性格特性（trait）と同時に，同じ感覚について異なった状況においては異なった程度で感知しうるという一過性の状態特性（state）という両方の属性を含んでいる[46)47)48]。

somatosensory ampification の程度を測定するための自記式質問票として10項目の質問からなる Somatosensory Amplificaion Scale (SSAS) がある（表9）。

3. 心身医学的治療

臨床検査成績と心理的因子の関連性の項目で述べたように，HOT 患者の抑

問題点	原因		対策
身体症状	基礎疾患 低酸素血症 急性増悪	生物学的	酸素療法 薬物療法 リハビリテーション 肺域量手術 栄養障害の改善
精神症状 　抑うつ状態 　不安状態 　失感情症状態	性格 受容過程 対処行動様式	心理的	精神療法 薬物療法 リラクゼーション
社会経済的問題	家族の問題 経済的問題 生きがいの喪失	社会的	訪問医療 ソーシャルワーカー 　（チーム医療） 患者の会 保険制度の充実

図 13　慢性呼吸不全患者の問題点とその原因および対策

うつや不安などの心理的な問題の原因として身体的因子も関与している。そのため，慢性呼吸不全患者の心理的な問題解決のためには，基礎疾患に対する身体的管理も必要である。さらに病態の受容過程，患者本来の性格傾向などの心理的側面，経済的問題や家庭内の役割の変化などの社会的側面，生きがいの喪失などの倫理的側面の関与が考えられ，それぞれに対するアプローチが必要である[49]（図 13）。

1）基礎疾患の管理

　酸素吸入，薬物療法（抗生物質，気管支拡張薬，喀痰溶解薬，強心薬など），運動療法，非侵襲的陽圧呼吸，在宅人工呼吸療法，外科治療（Volume reduction surgery など），包括的呼吸リハビリテーション，栄養管理などが必要である。身体的な管理が不十分なために心理的問題を引き起こすこともあり，心理的問題と身体的な問題が必ずしも明確に分けられないことも多い。そのため身体的な管理がしっかり行われていることが以下に述べる心理社会的治療の前

提となる。
　細かくは呼吸器病学の成書を参考にしていただきたい。
　★パルスオキシメーターを用いた呼吸不全管理
　外来における診察時において在宅における患者の状況を把握するために，療養日誌を使用するが，これは自己管理の核となる重要な指導内容である。心身医学的にも自己管理の重要性は明らかであるが，気管支喘息におけるピークフローモニタリングのように，慢性呼吸不全においてもパルスオキシメーターによる経皮的酸素飽和度（Sp_{O_2}）モニタリングが有用である。とくに呼吸困難感などの自覚症状と低酸素血症のギャップを認める症例においては，この作業はいろいろな意味を持ってくる。
　とくに不安が強い症例においては，毎日の測定が安心感をもたらすと同時に，自然とリラクゼーションを実施していることが多い。低酸素血症に対する「余計な心配」をしなくてすむことは，生活の行動パターンの効率化を可能とし，余裕を持って対処できるようになることが多い。また，急性増悪の判断，医療機関受診の目安などもSp_{O_2}を使用することが不安の軽減につながると思われる。
　当院のHOT患者の約4割がパルスオキシメーターを保有しているが，アンケート調査を実施したところ，「日常生活動作中のSp_{O_2}値がわかる」，「日常生活動作における息切れの程度とSp_{O_2}値がわかる」，「動いた後はやはり数字（Sp_{O_2}値）が下がる」「酸素吸入をする必要性がよくわかる」などの利点を挙げていた。このような自己測定を継続していくためには，医師をはじめとして，スタッフが一丸となって患者に接すること，すなわちチーム医療が大切である。
　また心理的問題があるにせよ，Sp_{O_2}を目安として行動させていくことで，患者本人の意識の変容および，家族への働きかけが容易となり，問題が解決されることも少なくない。たとえばHOT患者の入浴におけるSp_{O_2}測定の導入により，家族の介護がスムーズになり，二次的に患者家族間の関係が改善することがしばしば認められる。

2）心理的問題に対する薬物療法

a）抗うつ薬，抗不安薬

抑うつ状態や不安状態に対して，抗うつ薬や抗不安薬が使用される[50]。しかし，抗うつ薬には抗コリン作用が知られており，喀痰の喀出困難や排尿障害を起こす可能性がある。また，抗不安薬には呼吸抑制作用があり，Pa_{CO_2}が蓄積することがある。呼吸不全患者は高齢であることから，特に注意を要する。これら喀痰の喀出困難，呼吸抑制という副作用に十分に注意しながら，抗うつ薬としては抗コリン作用の少ない選択的セロトニン再取り込み阻害薬（Selective Serotonin Reuptake Inhibitor：SSRI）[51]，セロトニン・ノルアドレナリン再取り込み阻害薬（Serotonin Noradrenaline reuptakeinhibitor：SNRI），塩酸トラゾドンや第二世代抗うつ薬（amoxapine, maprotiline など）から開始する。用量も，成人に用いる量の1/3〜1/2から始めるのが安全である[52]。またSSRIの他薬剤との相互作用に注意を要する。

いずれの薬剤も，使用に際しては，細心の注意が必要である。Sulpirideは，抗うつ作用を持つが，抗コリン作用もなく，食欲低下などの身体症状に効果がある。しかし高齢者の場合には，時に錐体外路系の副作用が認められる。抗不安薬としてベンゾジアゼピンが用いられることが多い。高齢者では，筋弛緩による転倒や薬物蓄積による傾眠，過鎮静，呼吸抑制をおこしやすいので，筋弛緩作用の弱い，半減期の短い薬物（clotiazepam, oxazolam など）が望ましい[53]。非ベンゾジアゼピン系抗不安薬（Tandospirone）が筋弛緩作用がなく，呼吸抑制が少なく安心して使える薬剤と考えられる。

次に慢性呼吸不全患者で抗うつ薬により身体症状が軽減した症例を呈示する。

症例呈示

症例1：65歳，女性，
診断：#1 慢性閉塞性肺疾患（以下COPD）
　　　　#2 慢性呼吸不全
喫煙歴：1日30本，30年以上
現病歴：1995年11月よりHOT導入，導入時のPa_{O_2} 39.1 Torr，Pa_{CO_2}

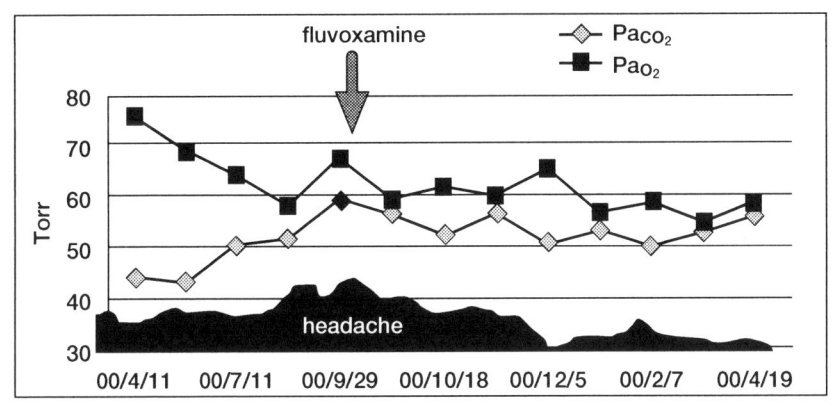

	2000/4	2000/10	2000/12	2001/4
肺活量（L）	1.30	1.37	1.49	1.84
一秒量（L）	0.59	0.41	0.47	0.53
6分間歩行距離（m）	300	310		290

図 14　臨床経過（症例 1：65 歳・女性，COPD）

57.1 Torr。

1999 年 1 月急性増悪にて入院。一時気管内挿管による人工呼吸管理となるも改善離脱。2000 年 5 月鼻マスクによる夜間陽圧換気療法（NPPV）を導入。

2000 年 9 月に，安静時息切れ，頭痛，下肢痛などの症状にて当科に入院。

検査所見：他覚所見，血液ガスおよびその他の検査所見にて明らかな気道感染や心不全の増悪所見は認められなかった。

臨床経過（図 14）：4 月の入院中に NPPV の練習を開始し，5 月退院後も血液ガス所見は悪化傾向を認め，入退院を繰り返していたが，9 月入院時に頭痛，下肢痛および息苦しさを強く訴えるため，9 月 29 日より fluvoxamine 25 mg 1 日 1 回夕食後内服を開始，その後 10 月 5 日より 50 mg に増量したところ，頭痛は約 2 週間で軽減し，下肢痛も徐々に消失した。血液ガス所見は fluvoxamine 内服開始時 Pa_{O_2} 67.5 Torr から増量時に 59.5 Torr に一時低下しましたが，その後 60 Torr 前後に安定した。Pa_{CO_2} は内服開始時 59.5 Torr から 56.7 Torr に低下し，その後 50 から 53 Torr 程度に落ち着いた。肺

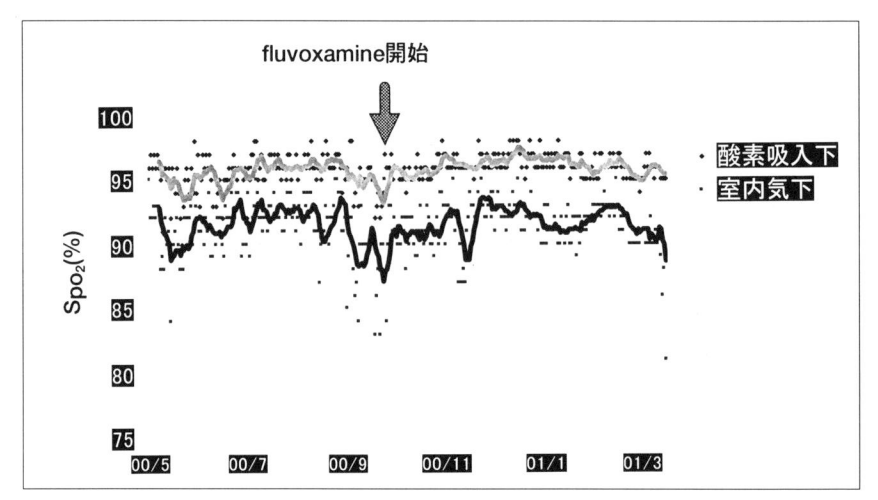

図15 fluvoxamine 内服前後における Sp_{O_2} の変化
症例1：65歳・女性，COPD

活量は2000年4月には1.30Lであったが，約1年後には1.84Lに増加しており，1秒量および6分間歩行距離も明らかな減少を認めなかった。

この症例における Sp_{O_2} の変化（図15）をみると，酸素吸入下測定値はfluvoxamine内服前後にて95％前後と変化を認めなかったものの，室内気下5分間安静後の測定値ではfluvoxamine内服前より Sp_{O_2} は92-3％から88％前後に低下しましたが，内服および増量後においては低下せず，むしろ徐々に上昇改善して93％前後に安定した。

　まとめ：慢性呼吸不全の身体症状とうつ症状との鑑別は必ずしも容易ではなく，しばしば薬物療法の効果により判断することがある。しばしば頭痛がうつの症状として出現するが，CO_2 ナルコーシスによる症状との鑑別が問題となることから薬物療法は慎重にならざるを得ないが，近年携帯型パルスオキシメーターが普及してきたことより，自己管理が可能な症例においては安全に薬物療法が行えるであろう。

b）その他の薬剤

　抗うつ薬の副作用が出現しやすく，それに耐えられない場合や，抗うつ薬の

みでは十分な効果が得られない場合には，脳代謝賦活薬を用いることがある[54]。また，高齢者のうつ病に対して，漢方薬（釣藤散，加味逍遙散，加味帰脾湯など）を使用して有効であったという報告[55]もある。副作用の少ない点からも，試してみる価値のある薬物と思われる。

びまん性汎細気管支炎に対するエリスロマイシンの少量長期投与の有効性が確認され，慢性閉塞性肺疾患などでも使用される。その際，マクロライド剤の他の薬剤との相互作用，すなわち抗うつ薬や抗不安薬の血中濃度の上昇に注意を要する。

c) 心理的問題に対する薬物療法以外のアプローチ

（1）患者に対する対応

診断の項目で述べた医療面接は良好な患者－医師関係を作り，心身医学的治療の基本でもある。患者の訴えを傾聴し，その苦しみに共感しそのまま受け入れる（受容）。悲観的にならないように配慮し，特に，抑うつ状態を呈している患者には，必ず良くなることを強調する（支持）。きちんと治療すれば抑うつ状態は改善すること，具合の悪いときは，いつでも診察することを保証する（保証）。このような支持的な接し方や，患者の自己表現を助けるような接し方で，患者が自分の病態を受容してゆく過程を援助する[49]（表10）。

治療に難渋する場合，交流分析法による心理的な関わりを持つこともある。

以下に，交流分析法を用いて対応した症例を呈示するが，その理解を助けるために交流分析について，本書の気管支喘息の心身医学的治療の項や交流分析法の成書[56〜63]を参照していただきたい。

症例呈示（265）

交流分析，自律訓練法を用いた症例（慢性呼吸不全の終末期）

症例2：A．Y．45歳　女性　無職。

主訴：息切れ，発熱

既往歴：12歳の時に貧血

家族歴：父親が慢性肺気腫で，母親が肺炎で死亡。8人兄弟，肝癌，突然死，心臓病，肺炎，胃癌で死亡。

表10 慢性呼吸不全患者における心理的対応の基本
(木原廣美ら：慢性呼吸不全患者の治療における心身医学的考察．呼吸器心身症研究会誌 2：41，1986．一部改変)

---
(1) 病態を客観的にうけとめさせて肯定的に受容できるように援助
(2) 受けとめ方の各段階に応じた対応
　　Kubler-Ross
　　　　否　認……ある程度尊重して待つ．
　　　　　↓
　　　　怒　り……
　　　　　　　　　・アンビバレンツ……受けとめる，応じてみる．
　　　　取　引……
　　　　　↓
　　　　抑うつ……いっしょにひたる．
　　　　　↓
　　　　受　容……患者のニードに応じた対応．
(3) 受容できにくい場合の対応
　　それまでの人生の中で受け入れ難い体験を経験している場合が多い
　　　　……面接を通じて言語化させ処理する．

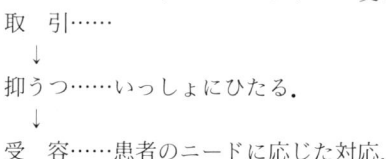

　現病歴：昭和45年（20歳）に血痰が出現し，特発性肺鉄血症と診断された．昭和63年（38歳），呼吸困難が増強し，慢性呼吸不全と診断され，平成元年（39歳）から在宅酸素療法を受けていた．平成2年1月，息切れが増強し，発熱も認められ，原疾患の増悪と考え，当科に入院した．

　入院時所見：現症では，両側全肺野に湿性ラ音が聴取された．臨床検査所見では，炎症所見が陽性であり，低酸素血症が認められた．

　心理テスト：ECL（Egoguram Check List）の結果は，CP 2，NP 5.5，A 1.5，FC 5.5，AC 8 であった．

　生活歴：11人兄弟・姉妹の5女．小児の頃から病弱であった．平成4年，二人暮らしで，本症例の面倒を看ていた長兄が死亡した．

　入院後経過：本症例は，幼少時から特発性肺鉄血症のため入退院を繰り返していた．在宅酸素療法に導入されたが，原疾患の増悪により入院した．
　幼少時より病弱であったため，病気の中で常に周囲の人からストロークを与えられる状況にあった．しかし，両親の死亡，その後本症例が頼りにしていた

姉の死亡などで本症例にストロークを与えてくれる人が長兄だけの状態であった。

　原疾患の増悪に伴って抑うつ感や不安感が増強し，薬物療法（抗うつ薬，抗不安薬）と自律訓練法を行った。自律訓練法ではリラクゼーションがとれると酸素飽和度の改善が認められ，呼吸困難感も改善し，自律訓練法を積極的に行っていた。しかし，基礎疾患の増悪とともに，入院前から認められていた幼児性と依存性によるさまざまな問題が生じた。経気管酸素療法においても，自分ではカニューレの交換をいっさいせず，治療者に頼っていた。経気管酸素療法は酸素供給量が多くなったため退院できない患者が，直接酸素を気管に流すことにより，より少ない酸素供給量で十分な酸素化が得られ，在宅医療に戻ることができる治療法である。そのためには自分でカニューレを交換しなければならない。私達は，この治療について本症例から同意を得た上で行っていたが，「こわい。」，「もしも外れたらどうしよう。」，「痛い。」などと，自分で行うことをいやがった。そこで私達は，薬物療法と自律訓練法を続けながら，本症例のC→Pへの働きかけに対してP→Cへと相補的に受け止め，Aを中心として自己コントロールできるようなアプローチを行った。しかし幼児性，依存性，不安感，抑うつ感が強いため，予後について正確に伝えることはできなかった。また，長兄からも「正確に予後を伝えたら，Y子はパニックを起こし，どうなるかわからないので，安心させてほしい。」という要望が強かった。そのため，予後に関すること以外は，常にデータを提示しながら治療方針を決定していった。経気管支酸素投与法を行うときも，症例は積極的であった。

　しかし，交流パターンは裏面交流であり，たとえば，
Pt「先生，私は死にませんよね。」
Dr「はい，必ずよくなりますよ。」
Pt「どうしてこんなに息苦しいんですか？」
Dr「呼吸不全に心不全が重なっているからです。」
Pt「必ずよくなるんですね？」
Dr「はい，大丈夫ですよ。」
・・・・・・・・・・・・・・・・・
Pt「私の病気は年々悪くなって死んでしまうんですか。」

時間	6	7:30	8	12:30	13		18	19		21	
	睡眠	洗面トイレ	食事	雑談	食事	雑談	食事	雑談		睡眠（洗濯）	

図16　時間の構造化

［症例］A.Y.　1日の経過（入院）

Dr「正常の人でも呼吸機能は年々落ちるので，症状が進行しているように思われるんですよ」，「今は十分に酸素化が行われていますので，心配いりません」，「カニューレの自己交換さえ出来ればすぐ退院できますよ。」
Pt「酸素の必要量が増えすぎて，退院できないんじゃないんですか。」
Dr「酸素濃縮器を2台使ってもいいんですよ」
Pt「じゃあ，がんばらなくちゃ。」

　以上のような会話がしばしば交わされたが，「はい，でも」のゲームになることも多かった。特に入院期間が長いため，研修医の場合は特にゲームに陥りやすかった。

Pt「カニューレを入れているところが痛いのですが。」
Dr「キシロカインを塗って，カニューレを入れましょう。」
Pt「はい，でもこないだは効きませんでしたけど。」「もう痛み止めの飲み薬もでてますし，何とかなりませんか。」
Dr「もう少し強い痛み止めを出しましょうか。」
Pt「はい，でも座薬は効きませんでしたよ。」
このような会話がよくやりとりされた。

　図16は症例の1日の過ごし方である。周囲の人たちと雑談で過ごすことが多く，同室にいる期間が長くなると，他の患者に対して依存的になった。そのため，他の患者から，本症例と一緒にいると「治療にならない。」，「心や体の安静が保てない。」などの苦情が出ることが多く，部屋替えをしなければならないことがしばしばあった。

　兄弟のうちで長兄が毎週土曜日と日曜日に来院したときは非常に安定していたが，長兄と同じようなストロークを他の患者や治療者に求めることも多く認められた。この兄が平成4年1月に突然死した時には，本症例はパニック状態

となったため，抗不安薬を増量し，自宅への外出許可で対応するしかなかった。しかし，この兄以外の兄弟からは，本症例がくると面倒なのでこないようにしてほしいと要望され，協力は得られず，患者の叔父と治療者が患者を乗用車に乗せて送っていかざるを得なかった。その後，同室者の中に患者の母親のような患者が居ると，そのベッドに入ってしまうような行為が認められた。そのため，主治医は患者の叔父に見舞いに来てくれるように依頼した。叔父が頻繁に病院に来るようなるにつれて，同室者とのトラブルも減少した。しかし，治療者に対してはストロークを求め続け，ゲームになることも多く，3人の主治医がそれぞれ毎日1時間程度，患者と交流を持つことで対応した。そのなかで，「どうしたら社会に戻って生活できるか」「どういう人生を送りたいのか。」というような話になると，「わからない。」「どうしたらいいの。」という会話で終わり，それ以上進展しなかった。

　原疾患が進行し，9月25日に永眠された。最後まで，治療者に対してストロークを求めたが，身内の場合には長兄と叔父に対してのみストロークを求めた。その叔父も，患者から抗酸菌が検出されたため，見舞いにくることがだんだん減ってしまった。同じ兄弟でも次兄にはストロークを求めず，次兄が看病につこうとするといやがり，病室にも泊めず，次兄は駐車場で睡眠をとるような状況であった。

　問題点のまとめ：身体的には特発性肺血鉄症，慢性呼吸不全が認められた。これに対しては薬物療法，酸素療法（経気管支酸素療法），生活指導などを行った。精神医学的な問題点としては，人格障害の可能性があったこと，幼少時から病弱であっために未熟で依存性の強い性格であったことが挙げられる。常にストロークを求めたが，親密な構造化はできず，雑談，ゲームに終始した。また，あるときは身体的なストロークも求めてしまうことがあった。これに対して，私達は症例のAを高くするように心掛け，一人の主治医だけがストロークを与えるのではなく，それぞれ分担して対応した。また，不安感や抑うつ感に対しては，薬物療法と自律訓練法を用いた。社会的問題点としては長兄の死亡があった。

　症例における交流分析：本症例は，呼吸不全の終末期であり，自我の脆弱性のために，患者対応や病棟管理上でさまざまな問題点が出現した。チーム医療

上，交流分析法による患者理解をすすめ，看護スタッフを含め医療者が統一した対応をとった。その結果，ゲームで医療者が混乱することも少なくなり，よりよい医療を提供できたと考えている。

（2）認知行動療法的アプローチ

Buchi ら[66]は，慢性呼吸不全患者のリハビリテーションにおいて，認知行動療法的アプローチを行い患者のコーピング様式を改善することによって，患者のQOLとリハビリテーションの長期予後に良い効果を与えると報告している。認知行動療法的アプローチにより患者のコーピング様式を挑戦（積極的現実対処）や気晴らし（積極的情動発散）へ方向づけ，八つ当たり（陰性的情動発散）を行わないようにすることでQOLの改善がもたらされると思われる[67]。

（3）リラクゼーション

リラクゼーションの技法として，自律訓練法（autogenic training：AT），バイオフィードバック療法，音楽療法などがよく用いられる。

①自律訓練法

ATはSchultzによって創始された方法であり，心身を緊張から弛緩へ変換させることを主な目的とした一種の自己催眠法である。標準練習と特殊練習があり，標準練習は背景公式と6公式からなっている。具体的には，患者に十分な動機づけを行った後，静かな落ち着いた場所で，仰臥位，または椅子を用いた坐位で行う。1回の練習時間は3〜15分程度で，1日2〜3回行う。始めは治療者が指導するが，方法を習得した後は患者自身で自発的に毎日続けることが重要である。現在，われわれは背景公式と1,2公式まで指導を行っており，十分なリラクゼーションが得られている。また，症状のある部位への公式はさけた方がよい。われわれは，ATにより，不必要な筋肉の緊張が軽減され，酸素消費量が減少し，Pa_{O_2}の改善や呼吸困難感の軽減した症例を経験している。現在，呼吸不全患者のAT前後における酸素飽和度（Sp_{O_2}）をモニターし，患者にフィードバックすることでATによるSp_{O_2}の改善が示され，ATを継続する動機付けにもなっている。

②バイオフィードバック療法

バイオフィードバック療法は，行動療法の一つである。これはあまり意識していない生体内の情報を取り出し，工学的に本人が知覚できるようにさせ，生

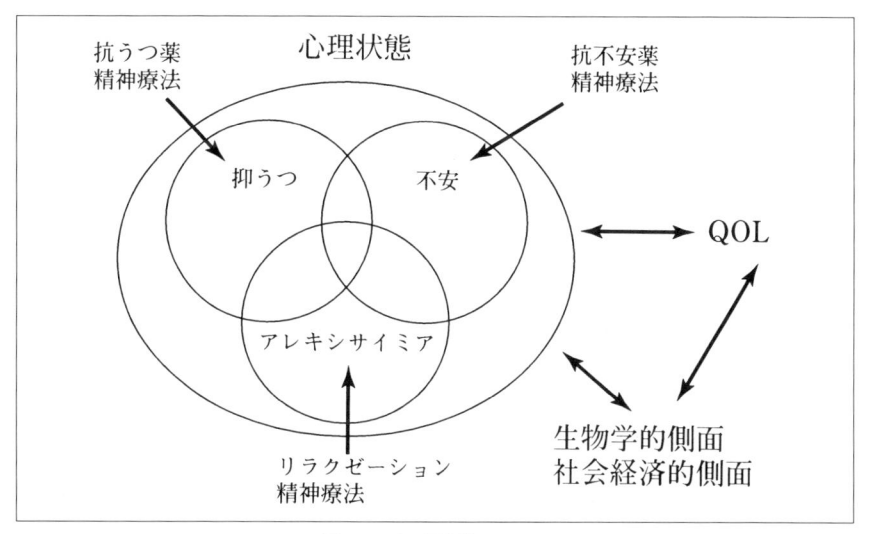

図17 心理状態と QOL

体の反応を練習を通じて制御させようとする技法である。リハビリテーションの際に胸鎖乳突筋の筋電位フィードバックにより，腹式呼吸の習得が容易になり，不安，緊張が軽減できると同時に治療に意欲的になった症例を経験している。

③音楽療法

音楽療法は，音楽の持つ生理的，心理的，社会的働きを，心身の障害の回復，機能改善に向けて行われる治療技法である。不安や不眠を訴える患者に抗不安薬や睡眠薬使用による Pa_{CO_2} 上昇をさけるために音楽療法を行うこともある。

3）社会的側面からのアプローチ

慢性呼吸不全患者の QOL には，経済的問題，家族の援助問題なども大きく影響しており，心療内科医，精神科医やソーシャルワーカーとのチーム医療，訪問医療，患者の会との協力，医療行政との協力などが必要と考えられる（図17）。特に訪問看護では，患者－医療者とも必要性を認識しているが，人的資源，経済的理由から訪問看護を実施できないことがあり，今後行政を含めた在宅酸素療法管理システム確立への対応が必要であると思われる。

施設によっては，患者の会で旅行を計画し，医療スタッフや家族とともに旅行のたのしみ満喫している。また患者の会では講習会などを催し自らの病気に対する管理の仕方の理解を高めたり，在宅酸素療法という共通の治療を受けている仲間意識を高め，孤立感に陥りやすい患者の心理的支えにもなっている。

III. 慢性呼吸不全患者のQOL

1. 生活の質（Quality of Life：QOL）とは

生活の質 Quality of Life（QOL）の概念は保健医療関連のQOL health-related QOL（HRQOL）から社会環境関連のQOL，生命倫理関連のQOLまでの広範な領域にわたっている。ここでは保健医療関連のQOLを扱うこととし，QOLと呼ぶ。武藤[68]によると「QOLとは，個人の満足感，幸福感，健康感などの意識と，それに影響を及ぼす個人の自覚症状，身体的，知的，社会経済的機能状態および外的環境の質的内容のことである。」と定義している。しかし，人によりさまざまな意味合いでQOLと言う言葉が用いられている。そこで，患者自身のQOLを，通常の生活または人生に対する満足度と定義し，多因子により構成されているものとして述べる。

2. QOL評価表について

QOL評価をする際に使用される評価票はその目的に応じたものでなければならず，その評価票には妥当性，信頼性，再現性が確認されていなければならない。これらの検討がなされている海外のQOL調査票（評価票）を翻訳し用いる場合，地域・文化特異性を考慮し，さらには翻訳による質問内容の変化に配慮することが必要である。そのため，QOL調査票（評価票）を選択する際，慎重に検討することが必要である。

ところで，在宅酸素療法や在宅人工呼吸療法を受けている在宅患者に対する治療法特異的なQOL調査票（評価票）で一般に認められているものはいまだないように思われる。私達は呼吸不全患者に用いられる在宅酸素療法[69]や在宅人工呼吸療法[70]という治療法特異的QOL調査票（評価票）の作成を試みている。

3. 呼吸不全患者のQOL

　われわれの調査[15]では，身体的因子で，%VCと年齢において患者の評価するQOLとの間に有意な関係が認められている。また心理的な面では，うつ状態，状況不安，特性不安，失感情症を示す症例は，HOT導入に伴い，QOLの改善が低いことが示された。

　患者が自分で評価するQOLではなく，主治医が評価した患者のQOLは，在宅酸素療法患者の身体的，社会的，倫理的側面でQOLの善し悪しで差を認めなかった。しかし，主治医の評価したQOLの低い患者群は抑うつ，不安，Alexithymiaの得点が高く，患者の心理的な要因が主治医の患者に対するQOL評価に大きく影響していた[71]。

　McSweeny[2]らは，呼吸不全患者には心気症傾向，抑うつ状態が多く認められ，Life Qualityが障害されることを述べている。田中[72]らは，HOT患者のQOLと抑うつ，不安との間に相関が認められたことを報告している。また，対処行動様式（積極的現実対処，積極的情動発散）もQOLに影響を及ぼしていた[67]。さらにわれわれの調査では，社会・経済的因子で，家族との関係，生活環境の程度，仕事，医療費の問題が，QOLに影響を及ぼしていた（図17）。

　片桐[73]らは，HOT患者のQOLに訪問看護が影響を及ぼしていることを報告しており，患者，医療者のいずれも訪問看護の必要性を認識している。しかし人的資源，経済的理由から訪問看護を実施できないと述べている。慢性呼吸不全患者の在宅医療での社会経済的側面で忘れてはならないものに介護者との関係がある。一般的に介護者は家族特に嫁や妻との関係が重要である。また長期にわたる介護では介護者のストレスも多く，吉嶺[74]らによると在宅医療を実施するときには，患者だけではなく，介護者の身体的心理的状況を把握する必要があると述べている。

4. 慢性呼吸不全患者のQOL改善のための対応

　以上のことから，QOLを向上させるためには，前項で述べたように患者の身体的，社会的，経済的，心理的側面に配慮する包括的なアプローチの必要がある。

まとめ：McSweeny[2]らは，図18に示すように包括モデルを報告している。

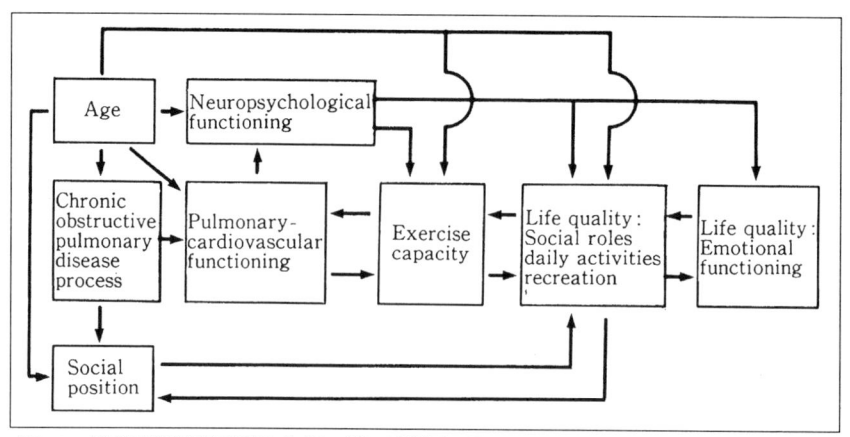

図18 慢性閉塞性肺疾患と生活の質に影響する因子との関係についての包括的モデル

呼吸不全患者のQOLや各症状や問題点には，種々の要素が関連しており，患者管理には，身体的のみならず，より多元的な心理社会的なアプローチを要する。在宅酸素療法患者用QOL調査票（評価票）に関しては次項で述べる。

参考文献

1) Grant, I., Heaton, R.K., McSweeny, A.J., Adams, K.M. & Timms, R.M.: Neurophysiologic Fingings in Hypoxemic Chronic Obstructive Pulmonary Disease. Arch. Inter. Med., 142：1470, 1982.
2) McSweeny, A.J., Grant, I., Heaton, R.K. & Adams, K.M.: Life Quality of Patients with Chronic Obsturactive Pulmonary Disease. Arch. Inter. Med., 142：473, 1982.
3) 栗原直嗣, 藤本繁夫, 太田勝康, 平田一人, 浜田朝夫, 松田昌子：慢性閉塞性肺疾患患者における心因関与度の検討. 呼吸器心身症研究会誌 3：40, 1987.
4) 笹本 浩, 横山哲朗：肺不全と呼吸不全. 呼吸と循環 17：4, 1969
5) 横山哲朗：総括研究報告, 厚生省特定疾患呼吸不全調査研究班, 昭和56年度研究業績, 1982.
6) 飛田 渉, 滝島 任：図解病因. 病態論シリーズIV呼吸器疾患. 2) 呼吸不全. 代謝, 21 (2)：1984

7) 村松芳幸：在宅酸素療法患者における心身学的検討. 日本胸部疾患学会雑誌, 32：293, 1994
8) 我妻千鶴, 鈴木　明, 田垣　茂, 池田裕次：慢性呼吸不全患者の自覚症状に及ぼす心理的因子の検討. 呼吸器心身症研究会誌 3：36, 1987.
9) 村松芳幸, 来生　哲, 中嶋俊明, 田辺　肇, 荒川正昭：在宅呼吸不全症例における心理状況について－質問紙法を用いて－. 厚生省特定疾患呼吸不全調査研究班 昭和62年度研究報告書：193, 1988
10) 村松芳幸, 塚田智成, 真島一郎, 鈴木栄一, 荒川正昭, 塚田浩治：慢性呼吸不全と咳嗽. 心身医療. 12：1528, 1992
11) Dudley, D.L. et al.：Psychosocial concomitants to rehabilitation in chronic obstructive pulmonaly disease. Chest 77：413, 1980.
12) Light, R.W., Merrill, E.J., Gordon, G.H. & Mutalipassi, L.R.：Prevalence of Depression and Anxiety in Patients with COPD. Chest, 87：35, 1985.
13) 永田公史, 十川　博, 久保田進也, 手嶋秀毅, 吾郷晋浩, 古賀俊彦：慢性呼吸不全患者にみられる不安とうつ状態について. 呼吸器心身症研究会誌, 3：122, 1987.
14) Heaton, R.K., Grant, I., McSweeny, A.J., Adams, K.M. & Petty, T.L.：Psychologic Effects of Continuous and Noctural Oxygen Theapy in Hypoxemic Chronic Obstructive Pulmonary Disease. Arch. Intern. Med., 143：941, 1983.
15) 村松芳幸・他：在宅酸素療法を行っている慢性呼吸不全に対するアプローチ, 呼吸器心身医学 13：139, 1996
16) 村松芳幸, 来生　哲, 横田樹也・他：在宅酸素療法患者における心理身体面の経時変化. 厚生省呼吸不全調査研究班　平成2年度研究報告書：43, 1991
17) 村松芳幸, 倉茂和幸, 塚田智成・他：在宅酸素療法患者のQuality of Life (QOL) と失感情症 (Alexithymia). 厚生省呼吸不全調査研究班　平成5年度研究報告書：72, 1994
18) Borak, J., Sliwinski, P., Piasecki, Z. & Zielinski, J.：Psychological ststus of CO PD patients on long term oxygen therapy. Eur. Respir. J. 4：59, 1991.
19) Sifneos, P.E.：The Prevalence of Alexithymic Charactristics in Psychosomatic Patients. Psychother Psychosom, 22.：225, 1973.
20) 池見酉次郎：二次性アレキシシミア. 心療内科学（池見酉次郎編著）,. 医歯薬出版株式会社, 東京, 1980.

21) 村松芳幸, 来生　哲, 中嶋俊明, 田辺　肇, 荒川正昭：在宅酸素療法を受けている呼吸不全症例の心身医学的検討. 厚生省特定疾患呼吸不全調査研究班　昭和63年度研究報告書：61, 1989.
22) 村松公美子, 宮岡　等, 上島国利, 村松芳幸, 櫻井浩治：Somatosensory Amplification Scale (SASS) 日本語版の有用性の検討, 精神科治療学 16 (6)：603, 2001
23) 斉藤　功・他：慢性呼吸不全に対する Amplification を用いた検討（第2報）, 第41回日本心身医学会総会ならびに学術集会抄録集：188, 2000
24) 村松芳幸, 来生　哲, 佐藤和弘・他：呼吸不全症例の酸素療法に伴う心理的変化. 厚生省特定疾患呼吸不全調査研究班　平成元年度研究報告書：44, 1990.
25) 村松芳幸, 来生　哲・他：呼吸不全患者のバウムテスト（投影法）による心理評価, 呼吸不全調査研究班平成3年度研究報告書：40, 1991
26) Yoshiyuki Muramatsu, Satoru Kioi, Makoto Satoh, Eiichi Suzuki and Masaaki Arakawa：Psycho-socioeconomical problems of chronic respiratory failure patients treated with home oxygen therepy, Progress in domiciliary respiratory care -Current Status and Perspective. ed. by Shiro Kira and Thomas L. Petty. Elsevier Science. Tokyo. p.293, 1994
27) 石関ちなつ, 中村延江・他：バウムテスト・チェックリストの臨床的有用性について, 心身医療, 2：89, 1990.
28) Petty, T.L.：Neuropsychiatric Aspect of Hypoxemia-Role of Long Term Oxygen. Therapeutic Research. 7：141, 1987.
29) Krop, H.D., Blick, A.J. and Chohen, E.：Neuropsychologic effects of continuous oxygen therapy in chronic obstructive pulmonary disease. Chest, 64：317, 1973.
30) Lahdensuo, A., Ojanen, M. & Salorinne, Y.：Kotihoitoon Pitkaaikaisen Happihoidon Avulla. Duodecim. 104：467, 1980.
31) 村松芳幸, 来生　哲：長期酸素療法患者の心理状態, Therapeutic Research 12：67, 1991
32) 菅原英世, 松岡洋一, 長門　宏：慢性気管支炎患者の不安と抑うつについて－その関連因子の分析. 心身医 30：81, 1990
33) 菅原英世, 松岡洋一, 長門　宏：慢性気管支炎患者の不安と抑うつについて（第2報）－不安の身体化に及ぼす向精神薬の影響. 心身医 30：419, 1990

34) 菅原英世, 松岡洋一, 長門　宏：慢性気管支炎患者の不安と抑うつについて－身体化として理解できる自覚症状. 心身医 31：42, 1991
35) 永田公史, 十川　博, 久保田進也, 手嶋秀毅, 吾郷晋浩, 古賀俊彦：慢性呼吸不全患者にみられる不安とうつ状態について. 呼吸器心身症研究会誌, 3：122, 1987.
36) Yukio Tanaka, Yositake Nisibayasi, Ryoko Maruyama, Tsuguo Morikawa & Yoshiyuki Honda：Relationships among Panic-Fear Personality, Aging, and Ventilayory Acti- vity, Tohoku J. Exp. Med., 156：189. 1988.
37) 水口公信, 岡　龍弘：手術患者における不安とCO_2換気応答に関する研究, 心身医学, 26：463, 1986
38) 日経メディカル編：医療面接のテクニック＜テキスト＞, 日経メディカルビデオ Vol 14, 日経BP社, 東京, 1995
39) 筒井末春：心療内科の診かた, 心理テスト pp 55, 心身症を診る, ライフ・サイエンス, 東京, 1985
40) 桂　戴作：やさしい心身症の診かた, 心身症（ならびに近縁疾患）の診断法Ⅱ, pp 41, チーム医療, 東京, 1987
41) Zigmond, A.S. and Snaith, R.P.：The Hospital anxiety and depression scale. Acta psychiatr. scand., 67：361, 1983.
42) 鈴木善幸, 村松芳幸, 荒川正昭・他：在宅酸素療法患者における抑うつの評価について（会）. 心身医学. 35：165, 1995
43) 村松公美子, 宮岡　等：心身医学領域における最近のトピックス―アレキシサイミア, 臨床精神医学講座第6巻身体表現性障害, 心身症 pp 321, 中山書店, 東京, 1999
44) 宮岡　等, 寺田久子, 濱田正恵, 北村俊則, 片山義郎, 中山雅子：心身症の発生機序と病態におけるAlexithymiaの意義に関する研究―Alexithymiaに関する評価上の問題点と評価法の妥当性について―, 厚生省精神神経疾患委託研究「心身症の発生機序と病態に関する研究」平成2年度研究成果報告書：73. 1991
45) 村松公美子, 宮岡　等, 上島国利, 村松芳幸, 櫻井浩治：Somatosensory Amplification Scale（SASS）日本語版の有用性の検討, 精神科治療学 16（6）：603, 2001
46) Kumiko Muramatsu, Hitoshi Miyaoka, Yoshiyuki Muramatsu, et al：The amplification of somatic symptoms in upper respiratory tract infections. General Hospital Psychiatry, 24（3）：172, 2002

46) Barsky, A.J, Goodson JD, Lane RS, et al.: The Amplificaion of somatic symptoms. Psychosom. Med, 50: 510, 1988.
47) Barky, A.J.: Amplification, somtization, and the somatoform disorders. Psychosomatics, 33: 28, 1992.
48) Barsky, A.J and Wyshak, G. Hypochondriasis and somatosensory amplification.: Br. J. Phychiatry, 157: 404, 1990.
49) 木原廣美, 十川 博, 手嶋秀毅・他：慢性呼吸不全患者の治療における心身医学的考察. 呼吸器心身症研究会誌, 第2巻, 第1号, 第2号: 41, 1986
50) Sharma TN, et al.: Psychiatric disorders in COPD with Special reference to the Usefullness of imipramine-diazepam conbination. Indian J chest Dis & All Sci, 30: 263, 1988
51) Smoller, J.W., Pollack, M.H. Systrom, D., Kradin, R.L.: Sertraline Effects on Dyspnea in Patients With Obstructive Airway Disease. Psychosomatics 39: 24-29, 1998
52) 筒井末春, 中野弘一：新心身医学入門, 南山堂, 東京, 1996
53) 村松芳幸, 来生 哲・他：呼吸不全に伴う重要な病態の臨床・慢性呼吸不全患者における精神面の問題とその対応, Medical Practice 9 (8): 1333-1336, 1992
54) 中山和彦：脳機能改善薬の抗うつ効果. 中山和彦編：抗うつ薬の科学. p 57-74, 星和書店, 東京, 1995.
55) 山脇成人・他：うつ状態. 老化と疾患, 4: 56-61, 1991.
56) Dusay JM (新里里春訳)：エゴグラム, 創元社, 1974
57) 杉田峰康：交流分析と心身症, 医歯薬出版, 1973
58) 白井幸子：看護にいかす交流分析, 医学書院, 1983
59) 杉田峰康：交流分析, ゲシュタルト療法. 心身医 22: 419, 1982
60) 桂 戴作：交流分析. 心身医 27: 303, 1987
61) 石川 中：心身医学入門, 南山堂, 1977
62) 筒井末春・他：心身医学入門, 南山堂, 1987
63) 村松芳幸・他：いわゆる自律神経失調症をめぐって－交流分析法. Modern Physician 14: 1165, 1994
64) 村松芳幸, 村松公美子・他：交流分析法, 診断と治療 86 (5): 721, 1998
65) 村松芳幸, 真島一郎, 荒川正昭, 村松公美子, 櫻井浩治：心身症の治療経験から症例をふまえて, 交流分析研究, 22 (1): 25, 1997

66) St. Buchi, B. Villiger, T. Sensky, et al：Psychosocial predictors of long-term success of in-patient pulmonaly rehabilitation of patients with COPD. Eur Respi J 10：1272, 1997.
67) 村松芳幸, 市川卓郎, 他：在宅酸素療法患者の Quality of Life (QOL) と対処行動様式について. 厚生省呼吸不全調査研究班　平成 7 年度研究報告書：167, 1996
68) 武藤正樹：QOL の評価と指標について. 厚生省特定疾患難病の疫学調査研究班　平成 4 年度難病の QOL 評価法に関するワークショップ抄録集：1, 1992
69) 村松芳幸, 田口澄人, 倉茂和幸ほか：在宅酸素療法患者の Quality of Life (QOL) について. 厚生省特定疾患呼吸不全調査研究班　平成 6 年度研究報告書：185, 1995
70) 大平徹郎, 村松芳幸, 下条文武・他：在宅人工呼吸療法患者の QOL. THE LUNG perspectives 8：484, 2000
71) 村松芳幸, 塚田智成, 真島一郎・他：在宅酸素療法患者の Quality of Life について－予備調査－. 厚生省特定疾患呼吸不全調査研究班　平成 4 年度研究報告書：58, 1993
72) 田中　明, 中島弘徳, 南部泰孝・他：在宅酸素療法患者の QOL 評価, 呼吸器心身医学　10：131, 1991.
73) 片桐敦子, 村松芳幸, 荒川正昭・他：在宅酸素療法患者からみた訪問看護について, 厚生省特定疾患呼吸不全調査研究班　平成 6 年度報告書：163, 1995
74) 吉嶺文俊, 笠井昭男, 佐藤昭英・他：在宅医療における介護者のストレスに関する検討. 新潟県病医誌 43：13, 1995

在宅酸素療法患者用QOL調査票(評価票)について

QOL評価表は表5のような手順で作成されている。HOT患者の平均年齢が70歳を超えていることからVisual Analog Scaleを用いると回答できなかったため、3項目(はい,どちらともいえない,いいえ)からの選択とした。新潟在宅酸素療法研究会を通して県内のHOT患者から協力を得た。表12に示すようにわれわれが作成した在宅酸素療法患者用QOL調査票(評価票)は

表11 QOL調査用質問票の作成

(1) 基本調査:QOLの構成要素の選択
　　　　　　　HOT患者からの聞き取り調査, アンケート調査
(2) 項目選択:①身体状況　②日常生活動作
　　　　　　　③社会活動と社会環境　④経済面　⑤職業
　　　　　　　⑥医療面　⑦結婚と夫婦生活　⑧精神面(心理面)
(3) 仮質問票の作成:120個の質問の作成
(4) 仮質問票による調査:50例の患者に対し,実施
(5) 予備調査用質問票の作成(質問項目の再検討・選択)
(6) 予備調査用質問票の調査:200〜300例のHOT患者に対し,郵送によるアンケート調査
(7) QOL調査票の作成, 妥当性, 信頼性, 再現性の確認

表12 在宅酸素療法質問票

1 いつも鼻がつまっている。
　　　　　1. はい　　2. どちらともいえない　　3. いいえ
2 むくみを感じることがある。
　　　　　1. はい　　2. どちらともいえない　　3. いいえ
3 体がだるく疲れやすい。
　　　　　1. はい　　2. どちらともいえない　　3. いいえ
4 体の調子がよい。
　　　　　1. はい　　2. どちらともいえない　　3. いいえ
5 息苦しさ、せき、たんなどの症状がある。
　　　　　1. はい　　2. どちらともいえない　　3. いいえ

6 症状があるので困っている。
　　　　　　　　1．はい　　2．どちらともいえない　　3．いいえ
7 食事がおいしい。
　　　　　　　　1．はい　　2．どちらともいえない　　3．いいえ
8 一人で入浴やトイレができる。
　　　　　　　　1．はい　　2．どちらともいえない　　3．いいえ
9 以前と同じ様に仕事（または家事）ができる。
　　　　　　　　1．はい　　2．どちらともいえない　　3．いいえ
10 一人で散歩ができる。
　　　　　　　　1．はい　　2．どちらともいえない　　3．いいえ
11 近所づきあいができる。
　　　　　　　　1．はい　　2．どちらともいえない　　3．いいえ
12 旅行に出かけられる状態である。
　　　　　　　　1．はい　　2．どちらともいえない　　3．いいえ
13 外出する際，歩きにくい環境である。
　　　　　　　　1．はい　　2．どちらともいえない　　3．いいえ
14 外出する機会が減った。
　　　　　　　　1．はい　　2．どちらともいえない　　3．いいえ
15 趣味をいかせる生活をしている。
　　　　　　　　1．はい　　2．どちらともいえない　　3．いいえ
16 外出する際，人の目が気になる。
　　　　　　　　1．はい　　2．どちらともいえない　　3．いいえ
17 自分の病気について，相談する窓口がある。
　　　　　　　　1．はい　　2．どちらともいえない　　3．いいえ
18 家族の協力が得られている。
　　　　　　　　1．はい　　2．どちらともいえない　　3．いいえ
19 家族に遠慮している。
　　　　　　　　1．はい　　2．どちらともいえない　　3．いいえ
20 職場や地域の人々の病気に対する理解，協力がある。
　　　　　　　　1．はい　　2．どちらともいえない　　3．いいえ
21 病気のために結婚，夫婦生活がうまく行かない。
　　　　　　　　1．はい　　2．どちらともいえない　　3．いいえ
22 病気のために収入が減り，困っている。
　　　　　　　　1．はい　　2．どちらともいえない　　3．いいえ
23 在宅酸素療法のために家計が苦しくなった。
　　　　　　　　1．はい　　2．どちらともいえない　　3．いいえ
24 医療費（薬代，通院費など）が高く，負担になる。
　　　　　　　　1．はい　　2．どちらともいえない　　3．いいえ
25 いままで通り仕事が出来る。
　　　　　　　　1．はい　　2．どちらともいえない　　3．いいえ
26 病気のため仕事の内容を変えてもらった。
　　　　　　　　1．はい　　2．どちらともいえない　　3．いいえ

27 病気のために転職した。
　　　　　　　　1．はい　　2．どちらともいえない　　3．いいえ
28 病気のため今は仕事をしていないが，可能であれば職につきたい。
　　　　　　　　1．はい　　2．どちらともいえない　　3．いいえ
29 治療を受けているのに症状が改善しない。
　　　　　　　　1．はい　　2．どちらともいえない　　3．いいえ
30 主治医は，呼吸不全の専門医であると思う。
　　　　　　　　1．はい　　2．どちらともいえない　　3．いいえ
31 主治医に聞きたいことも聞けない。
　　　　　　　　1．はい　　2．どちらともいえない　　3．いいえ
32 薬の管理が大変である。
　　　　　　　　1．はい　　2．どちらともいえない　　3．いいえ
33 訪問看護を受けている。
　　　　　　　　1．はい　　2．どちらともいえない　　3．いいえ
34 時々，保健婦がきてくれる。
　　　　　　　　1．はい　　2．どちらともいえない　　3．いいえ
35 緊急時に，往診してくれればよいと思う。
　　　　　　　　1．はい　　2．どちらともいえない　　3．いいえ
36 息苦しさによりしばしば憂うつになることがある。
　　　　　　　　1．はい　　2．どちらともいえない　　3．いいえ
37 自分が在宅酸素療法をしていることを他人に知られたくない。
　　　　　　　　1．はい　　2．どちらともいえない　　3．いいえ
38 自分は家族の負担になっていると思う。
　　　　　　　　1．はい　　2．どちらともいえない　　3．いいえ
39 宗教や友達のはげまし等心の支えがある。
　　　　　　　　1．はい　　2．どちらともいえない　　3．いいえ
40 これからどう生きてゆけばよいのかわからなくなる時がある。
　　　　　　　　1．はい　　2．どちらともいえない　　3．いいえ
41 自分の将来や今後の事を考えると不安になる。
　　　　　　　　1．はい　　2．どちらともいえない　　3．いいえ
42 イライラすることが多く，気持ちにゆとりがない。
　　　　　　　　1．はい　　2．どちらともいえない　　3．いいえ
43 外出することが嫌になった。
　　　　　　　　1．はい　　2．どちらともいえない　　3．いいえ
44 家庭内の人間関係がうまく行っている。
　　　　　　　　1．はい　　2．どちらともいえない　　3．いいえ
45 自分の気持ちをわかってくれる人がいる。
　　　　　　　　1．はい　　2．どちらともいえない　　3．いいえ
46 自分が何かの役に立っていると思う。
　　　　　　　　1．はい　　2．どちらともいえない　　3．いいえ
47 病気にたいする偏見があり，不利益を受けた。
　　　　　　　　1．はい　　2．どちらともいえない　　3．いいえ

48 自分は，在宅酸素療法を理解している。
　　　　　1．はい　　2．どちらともいえない　　3．いいえ
49 自分のやりたいことが思うようにできる。
　　　　　1．はい　　2．どちらともいえない　　3．いいえ
50 生きがいとなるものがある。
　　　　　1．はい　　2．どちらともいえない　　3．いいえ
51 在宅酸素療法を受けているために社会生活の中で
　　不利益をこうむったことがある。
　　　　　1．はい　　2．どちらともいえない　　3．いいえ
52 あなたは在宅酸素療法を受けていますが普段の
　　生活または人生に満足していますか。
　　　　　1．満足　　　　2．まあまあ満足
　　　　　3．やや不満　　4．不満足
53 下にいろんな表情を示している顔をのせてあります。
　　現在のあなたの気持ちをあらわす表情を選んで，
　　○でかこんで下さい。
　　（Face Scale の中から選択）

表13 在宅酸素療法用 QOL 調査票（評価票）の因子分析結果

第一因子：日常生活動作
　　　　　旅行に出かけられる状態である。
　　　　　以前と同じ様に仕事（または家事）ができる

第二因子：精神面
　　　　　今後のことを考えると不安になる。
　　　　　いらいらすることが多い。

第三因子：病気，治療の受容
　　　　　在宅酸素療法を理解している。
　　　　　在宅酸素療法を受ける原因となった病気をを受け入れている。

第四因子：医療面
　　　　　訪問看護を受ている。
　　　　　時々，保健婦が来てくれる。

第五因子：職業・経済面
　　　　　病気のため転職した。
　　　　　在宅酸素療法のため家計が苦しくなった。

第六因子：家庭環境
　　　　　自分の気持ちをわかってくれる人がいる。
　　　　　家庭内の人間関係がうまく行っている。

第七因子：身体面
　　　　　症状のあるので困っている。
　　　　　息苦しさ，せき，たんなどの症状がある。

53項目からなり，因子分析の結果は表13のように七つの因子に分かれた。表13には各因子の代表的な質問内容を加えた。しかし，Visual Analog Scale をもちいないことや治療法特異的QOL質問票のためと思われるが，第七因子までの累積寄与率は31.78％にすぎず，不完全な質問票であると考えられる。今後，さらに検討を加える必要があると思われる。

　七つの因子は大きく分けると心理的側面（心理面，家庭環境，病気・治療の受容），身体的側面，社会経済的側面（日常生活，医療面，職業・経済面）に分けることができる。それぞれの項目での問題点を解決することにより，QOLの改善がもたらされると思われる。

参考文献

1) 漆崎一郎・監修：新QOL調査と評価の手引き，メディカルレビュー社，東京，2001
2) 萬代　隆・監修：QOL評価法マニュアル，インターメディカ，東京，2001
3) 萬代　隆，日野原重明・編著：Quality of Life 医療新次元の創造，メディカルレビュー社，東京，1996
4) 萬代　隆・監訳：Quality of Life, 丸善，東京，1993

あとがき

　平成11年，筒井末春教授（現 名誉教授）から心身症関連のシリーズを刊行されるので呼吸器心身症について，私がまとめるご指示をいただいた。そして，あっという間に3年が経ってしまい，このたびようやく本書を刊行することになった。

　私は，昭和58年新潟大学医学部を卒業すると，筒井教授の主催される東邦大学医学部心療内科で2年間研鑽を積ませていただいた。その当時のご指導が，今も私自身の心身医療の基盤になっている。その後，新潟大学第2内科にもどり，荒川正昭教授（現 名誉教授）のご指導のもとで呼吸器内科の研鑽を積むと同時に，新潟大学医療技術短期大学部（当時）の櫻井浩治教授（現 新潟医療福祉大学教授）から心身医学のご指導を受けた。少人数ながらも第2内科で心身症研究班として，心身医学の研究活動を行いつつ，平成3年5月には，新潟大学医学部付属病院に心身医学科外来を開設していただき，臨床活動も行ってきた。平成10年6月に日本心身医学会（櫻井浩治会長，荒川正昭副会長）を新潟の地で開催することができた。この間にも筒井教授からは，常に変わらぬ暖かいご支援をいただいてきた。私自身，平成13年4月より保健学科に異動し大きな変化を迎え，新たな心身医学の道を模索している。

　そんな四苦八苦の生活の中で，本書の依頼を受けながら，様々なことで中断し随分の長い年月を要してしまった。筒井教授からの叱咤激励がなければ，到底完成までに至らなかった。ここに先生のご厚情に心より御礼申し上げたい。

　また，脱稿までの長い間ずっと待っていただき，大変ご配慮いただいた新興医学出版社の服部秀夫社長に厚く御礼を申し上げる。

　本書にまとめられた多くの研究は，現在ご指導していただいている新潟大学医学部大学院医歯学総合研究科内部環境医学講座（第二内科）下条文武教授，鈴木栄一助教授，来生 哲前講師，新潟市民病院呼吸器科部長原口通比古先生をはじめとした第二内科呼吸器班，心身症班の諸先生方，新潟在宅療法研究会（現　新潟在宅呼吸療法研究会）の諸先生方のご協力，ご支援のもとに行われ

た研究であり，ここに感謝を申し上げる。

　また，現在まで共同研究を行っていただき，精神科領域におけるご支援をいただいている昭和大学精神科上島国利教授，北里大学精神科宮岡等教授にも御礼を申し上げる。

　本書を一つの節目として，新たなる一歩を踏み出したいと願っている。

　　2002年8月

編著者　村松　芳幸

索　引

あ

アストグラフ　4,11,12,20,21,30
アスピリン喘息　1
アレキシサイミア　105
A（Adult）成人　25
AC（Adapted child）順応の子供　25
acute/subacute hyperventilation モデル　53
Alexithymia　33,86,87,88,92,107
alveolar-arterial gradient　66
alveolar-arterial oxygen gradient　68
antireflux　68
Arnold-Chiari 奇形　68
AS　38
attenuation　66

い

イエローゾーン　33,34
異常運動　67
医療面接　90,99
因子分析　118
喉頭鏡　66

喉頭鏡検査　67
インフォームドコンセント　32
ECL　87,100
interartenoid pachyderma　69
Inventory（CAI）　29
isocapnic overbreathing　47

う

内田・クレペリン精神検査　4
うつ病　65,99
裏面交流　101
裏面的交流（仮面的交流）　25,27
wheeze　68
wheezing　65,66

え

egogram check list（ECL）　38
emotional laryngeal wheezing　58,64
episodic laryngeal dyskinesia　58,64
exercise-induced asthma　65
FC（Freechild）自由な子供　25
FEV 1　67
flattening　66

FLD 58
HF/LF 12
HF と LF 12
HOT 85,88,89,93,95,96,107,114
HVPT 46
HVS 46
MMPI-Alexithymia Scale
　(MMPI-AS) 38,87,92
MPI 79
NFA 4
NP（Nurturing Parent）保護的親 25
NPPV 97
SDS 92

お

オペラント条件付け 18,19
音楽療法 104,105

か

過換気症候群 46
過換気誘発試験 46
家族療法 8
簡易精神療法 13,21
患者-医師関係 7
冠動脈造影 54
漢方薬 14,99
gastoresophageal reflux disease
　(GERD) 68
gastroesophageal reflux 65

き

気管支喘息 68
気管支喘息症状調査表 Comprehensive Asthma Inventory（CAI） 10
気道過敏性 1,3,4,21
基本的構え 28
脚本分析 25,27
境界型人格障害 32
禁煙 76,77,78,79
筋弛緩 96
筋弛緩作用 14,96
QOL 3,35,36,37,38,40,41,82, 86,89,104,105,106,107, 108,114,118
QOL調査票（評価票） 80,106, 108,114,117

く

グリーン 34
グリーンゾーン 33
Quality of Life（QOL） 82,106

け

経気管酸素療法 101
経気管支酸素投与法 101
経皮的酸素飽和度 95
ゲーム 27,30,31,102,103,104

ゲーム分析　25,27
経気管支酸素療法　103
ゲシュタルト療法　28
嫌悪療法　79
現実心身症型　8

こ

抗うつ薬　14,16,96,98,101
抗うつ薬精神療法　105
抗コリン作用　14,96
交叉的交流　25
高周波成分（HF）　12
構造分析　25,27
拘束ストレス　3
行動療法　8,23,104
抗不安薬　13,14,16,17,21,96,101,103
交流パターン　101
交流分析（やり取りの分析）25,27,28
交流分析法　23,99,104
交流分析療法　8
コーピング　9
コーピングスタイル　9
コーピング様式　104
呼吸性アルカローシス　49
呼吸抵抗バイオフィードバック療法　12,20,21
呼吸抑制　96
呼吸抑制作用　14,96
Comprehensive Asthma　28

Cornell Medical Index（CMI）85

さ

酸素療法　84,103
在宅酸素療法　82,84,100,106,108
在宅人工呼吸療法　94,106
酸素吸入　94
The Living with Asthma Questionnaire　38,39

し

自我状態　25
時間の構造化　28,31
刺激統御法　79
自己記入式質問票　4,11,90,92
自己催眠　70
自己統制法　79
条件付け　3
条件反射　3
情動ストレス　3,4,65
自律訓練法　8,16,17,23,99,101,103,104
自律神経機能　11
心因性喘息　2,3
人格障害　16,17,18,31,103
心身相関　4,5,7,8,12,31
心電図 R-R 間隔の変動係数（CVR-R）　11
心理テスト　7,8,9,85,86,90,92

心理療法 7,23
C (Child) 子供 25
Comprehensive Asthma Inventory (CAI) 9,34,38
cerebral aqueductal stenosis 68
chroniccough 66
Chronic Respiratory Disease Questionnaire (CRQ) 80
CMI 79,85,89
CO_2 ナルコーシス 98
CP (Critical Parent) 批判的親 25
CVR-R 11

す

ステロイド依存性気管支喘息 4
ステロイド依存性喘息 4
ストレス対処法 79
ストレス負荷 21,22,30
ストレッサー 2,4,8,9,76,77,89,90
ストローク 27,28,30,31,32,100,101,102,103
スパイロメトリー 67
scale score 38
Speech therapy 70
SpO_2 95,98,104
SRQ-D 15,92
St. George's Respiratory Questionnaire (SGRQ) 80
STAI 38

STAI-1 89
STAI-I 15
STAI-II 15
state-trait anxiety inventory (STAI) 9,38,92
stridor 65,66
Stroboscopy 67
Stroboviderolaryngoscopy 68
Sulpiride 96

せ

性格心身症型 8
生活の質 106
精神分析 23
精神分析的心理療法 8
声帯 67
説明と同意 32
セルフコントロール 18
セロトニン・ノルアドレナリン再取り込み阻害薬 (Serotonin Noradrenaline reuptakeinhibitor：SNRI) 96
セロトニン作動性抗不安薬 14
前頸部喘息 15
喘息 54,64
喘息日記 12,33
選択的セロトニン再取り込み阻害薬 (Selective Serotonin Reuptake Inhibitor：SSRI) 96
喘鳴 65
Self-rating Depression Scale (SDS)

92
Self-rating Questionnaire for Depression（SRQ-D）9, 92

そ

相補的交流（適応的交流）　25
Somatosensory Amplificaion Scale（SSAS）　4, 11, 87, 93

た

対処行動　2, 4, 8, 23
対処行動様式　107
退薬症候　79
退薬症候群　79
ダイヤモンド型　67

ち

置換療法　79

て

低CO血症　49
低周波成分（LF）　12
ディスカウント　27
転換反応　65
電撃ストレス　3
TAS　87, 92
TEG　29, 34

と

投影法　87, 90
動脈血 $PaCO_2$ 濃度　49, 52
動脈血 CO_2 濃度　66
drug-induced brain stem dysfunction　68
tophat　66
Toronto Alexithymia Scale（TAS）92
transcutaneus PET_{CO_2} 濃度　48

な

内転　67

に

ニコチン依存　78
ニコチン依存症　77
ニコチン漸減法　79
認知行動療法的アプローチ　104
Near-fatal asthma　4
Near-fatal asthma（NFA）　4
neurogenic inflammation　2

の

脳代謝賦活薬　99
non-invasive positive pressure ventilation（NPPV）84

は

%PEFR　40,41
バイオフィードバック　31,70
バイオフィードバック療法　18,19,
　20,22,30,104
肺梗塞　54
バウムテスト　87,88
バウムテスト・チェックリスト　88
パニック障害　47,50
パルスオキシメーター　69,95,98
パワースペクトラル解析　11
hyperinflation　66
hyperventilation challengetest　51
Hyperventilation Provacation Test　46
Hyperventilation Syndrome　46
hysterical stridor　58,64
hysteric croup　58
paradoxical movement　70
Paradoxical vocal cord dysfunction　58,64
paradoxical vocal cord motion　58,64
Parkinson-plussyndrome　68

ひ

ピークフロー　33,41
ピークフロー値　12,34
ピークフローモニタリング　32,33,95
ヒスタミン　67
非ベンゾジアゼピン系抗不安薬　14,96
biphasic VCD　67
P (Parent) 親　25
peak expiratory flow　67
PEF　33,34
$P_{ET_{CO_2}}$濃度　54
PT　47
Videolaryngoscopy　67,69
Visual Analog Scale　114,118
visual analog scale　83

ふ

不安障害　65
フィードバック　19,104,105
腹式呼吸　69
フローボリューム曲線　66
breathing therapy　55
Factitious Asthma　58,64
Fluoroscopy　67
forced expiratory flow　66
forced inspiratory flow　67
forced vital capacity　67
Functional laryngeal dyskinesia　58
Functional laryngeal dyskinesia (FLD)　64
placebotest　47
VCD　58

へ

ベンゾジアゼピン　96
ベンゾジアゼピン系抗不安薬　14
health-related QOL (HRQOL)　106
psychogenic stridor　58, 64
psychoneuroimmunology　2

ほ

ホメオスターシス　2
Botulinum type Atoxin　70
Home Oxygen Terapy (HOT)　82
Hospital Anxiety and Depression Scale (HAD)　4, 9, 92
positive airway pressure　69
positive end-expiratory pressure　67
vocal cord dysfunction (VCD)　16, 58

ま

慢性閉塞性疾患　54
Manifest Anxiety Scale (MAS)　92
myoclonic disorders　68

み

Minnesota Multiphasic Personality Inventory Alexithymia Scale (MMPI-AS)　92
misattribution　51
misinterpretation　51

む

Munchausen's stridor　58

め

メサコリン　67
面接　90, 91, 100

や

薬物療法　101, 103

ら

ライフサイクル　5
ラケット　27
paradoxical movement　67
ラポール　19
laryngeal breathing dystonia　68

り

リラクゼーション　20, 23
リラクゼーション精神療法　105

れ

レッドゾーン 33

Refractory asthma 70
Revised Schalling-Sifneos Personality Scale (SSPS-R) 87,92

© 2002　　　　　　　　　　　　　　　第1版発行　2002年9月20日

呼吸器疾患の心身医療

定価（本体 2,800 円+税）

| 検印省略 |

監　修　　筒　井　末　春

編　集　　村　松　芳　幸
　　　　　村　松　公美子

発行者　　　服　部　秀　夫
発行所　　株式会社　新興医学出版社
〒113-0033 東京都文京区本郷6丁目26番8号
電話　03(3816)2853　　FAX 03(3816)2895

印刷　株式会社 春恒社　　ISBN 4-88002-455-4　　郵便振替　00120-8-191625

- ・本書および CD-ROM (Drill) 版の複製権・翻訳権・上映権・譲渡権・公衆送信権（送信可能化権を含む）は株式会社新興医学出版社が所有します。
- ・**JCLS** <㈱日本著作出版権管理システム委託出版物>
  本書の無断複写は著作権法上での例外を除き禁じられています。複写される場合は、その都度事前に㈱日本著作出版権管理システム（電話 03-3817-5670、FAX 03-3815-8199）の許諾を得てください。

東邦大学名誉教授 **筒井末春** 監修　大好評**心身医療**シリーズ！

● **がん患者の心身医療**　定価（本体3500円＋税）A5判　157頁
筒井末春・小池眞規子（国立がんセンター東病院臨床心理士）・波多野美佳（東邦大学心療内科）／共著
がん患者の心理・社会的側面にも目を向け、全人的医療に関するコンセプトと実際に心身医療を行った事例ならびに臨床心理の立場から死後の家族への援助も含めた事例を紹介。

● **消化器疾患と心身医療**　定価（本体3500円＋税）A5判　156頁
芝山幸久（芝山内科副院長・東邦大学非常勤講師）／著
■1章　消化器科医などの内科医に必要な心身医学の基本的知識やトピックス　■2章　消化器心身医学の臨床的課題　■3章　症例検討心身医学的な診かたの具体的事例紹介。

● **登校拒否と心身医療**　定価（本体2900円＋税）A5判　140頁
武居正郎（武蔵野赤十字病院小児科部長）／編著
本書は、不登校を小児科医・小児精神科医・教師・臨床心理士の各立場から具体的症例を執筆。

● **老年期の心身医学**　定価（本体2900円＋税）A5判　132頁
大下　敦（府中恵仁会病院心療内科部長）
現代社会における高齢者は社会的にも経済的にもストレス過剰になり、性格的要因と複合して精神的不安定状態をきたしている。老年期のヘルスケアやターミナル期の患者への心身医学的アプローチ、またQOLに配慮した医療・福祉の実践が重要である。

● **摂食障害の心身医療**　定価（本体2600円＋税）A5判　125頁
中野弘一（東邦大学心療内科教授）／著
思春期心身症の代表である摂食障害を取り扱う領域は多岐にわたり専門医が少なく、不的確に扱われる場合も少なくない。本書では、摂食障害の取り扱い方の多様性を学ぶことができる。やせを風潮する社会的側面からも増加の傾向にある摂食障害の診療に必読の書である。

● **異文化ストレスと心身医療**　定価（本体1900円＋税）A5判　93頁
牧野真理子（国際協力事業団　JICA　健康管理センター顧問医）／著
海外生活の中で、また帰国後も異文化での生活環境から受けるストレスは計り知れない。著者は実際に経験した多くの症例の中から心身症に焦点を当て執筆。

● **プライマリケアと心身医療**　定価（本体2400円＋税）A5判　133頁
大谷　純（大谷病院院長）／著
慢性疾患や在宅医療のもつ様々な問題にプライマリケア医と心療内科医が共有すべきものたは何か？疾病論としてうつ病の診療・パニック障害・強迫性障害をとりあげた。

● **心身症と心理療法**　定価（本体2800円＋税）A5判　142頁
中島弘子（中島女性心理療法研究室）／著
心身症治療の基本から精神分析的精神療法、クライエント中心療法、芸術療法、交流分析、ゲシュタルト療法、集団精神療法、森田療法など心療内科で活用される心理療法を紹介。治療の新しい展開に役立つ1冊。

● **呼吸器疾患の心身医療**　定価（本体2800円＋税）A5判　118頁　**最新刊**
村松芳幸（新潟大学医学部助教授）・村松公美子（新潟青陵大学助教授）／編集
心療内科からみた呼吸器疾患と呼吸器病学的立場からの両面から呼吸器疾患をわかりやすくまとめた好著。

● **職場におけるメンタルヘルスと心身医療**　定価（本体3800円＋税）A5判　178頁　**最新刊**
髙田裕志（富士通株式会社健康推進センター）著
産業保健の立場から心身医学的アプローチに沿った従業員健康管理支援のニーズに応え刊行！

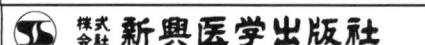

株式会社　**新興医学出版社**　東京都文京区本郷6-26-8
tel.03(3816)2853　fax.03(3816)2895